CURT BEJACH (1890–1944)

JÜDISCHE MINIATUREN
Herausgegeben von Hermann Simon

Band 97 CURT BEJACH

Der Druck dieser Publikation wurde unterstützt durch die Ärztekammer Berlin und das Bezirksamt Friedrichshain-Kreuzberg von Berlin / Kreuzberg Museum.

Die Deutsche Nationalbibliothek verzeichnet diese Publikation in der Deutschen Nationalbibliografie; detaillierte Daten sind im Internet über https://portal.d-nb.de/ abrufbar.

Inh. Dr. Nora Pester
Wilhelmstraße 118, 10963 Berlin
info@hentrichhentrich.de
http://www.hentrichhentrich.de

Satz: Barbara Nicol
Druck: Brandenburgische Universitätsdruckerei und Verlagsgesellschaft Potsdam mbH

1. Auflage 2010

Printed in Germany
ISBN 978-3-941450-20-2

DIETLINDE PETERS

CURT BEJACH

BERLINER STADTARZT UND SOZIALMEDIZINER

HENTRICH & HENTRICH

CENTRUM JUDAICUM

Umschlag vorn:
Dr. Curt Bejach um 1935 (siehe auch S. 6)

Dank
Mein Dank gilt den Mitarbeiterinnen und Mitarbeitern der Bibliotheken und Archive. Besonders möchte ich mich bei Dr. Brigitta Kirsche vom Jenaer Arbeitskreis Judentum, bei Holger Kliche vom Geschichtswissenschaftlichen Institut Eberswalde, bei Christoph Laue vom Stadtarchiv Herford und Constanze Mann vom Stadtarchiv Jena bedanken. Dank auch an Helge Pitz, Gründer der Erich-Mendelsohn-Stiftung, der mich das Landhaus Bejach hat kennenlernen lassen, an Dr. Manfred Stürzbecher, der mir bei der Recherche zu den Berliner Stadtärzten geholfen hat, und an Barbara Boehm-Tettelbach und Dr. Rebecca Schwoch für Informationen und Zuspruch.
Erinnert haben sich – auch wenn es vielleicht schwer war – Jutta Grosser, die Tochter von Curt Bejach, Erhard Bejach, sein Neffe, und Herman Waldman, der Ehemann der verstorbenen Tochter Helga. Ohne sie wäre dieses Büchlein nicht entstanden.

Inhalt

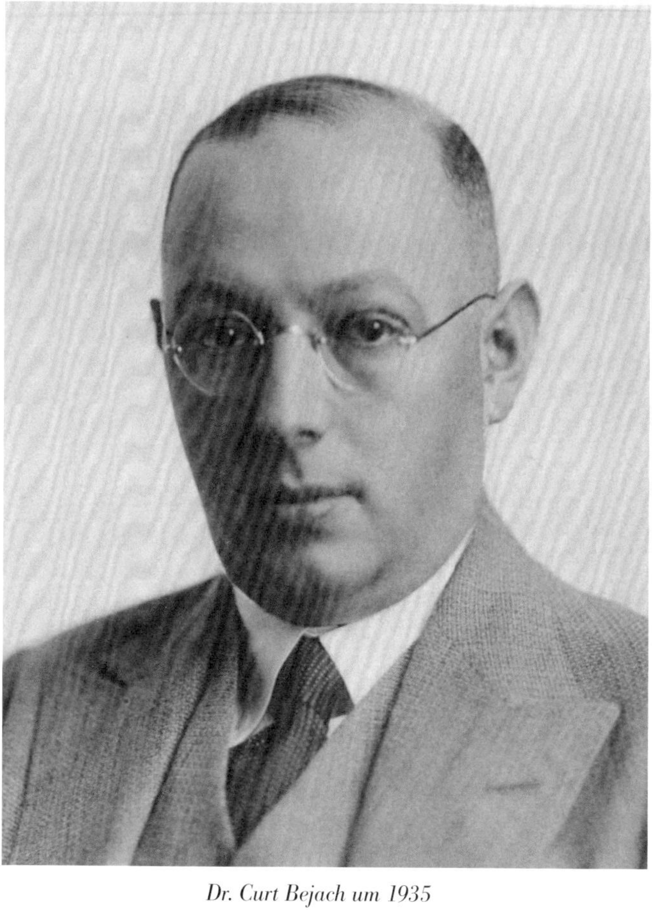

Dr. Curt Bejach um 1935

Vorbemerkung

Im September 2009 wurde in Berlin die Erich-Mendelsohn-Stiftung gegründet. Sie soll an diesen heute fast vergessenen jüdischen Architekten erinnern, sie ist aber auch den anderen deutsch-jüdischen Architekten und allen Architekten der klassischen Moderne gewidmet. Sitz der Stiftung ist ein von Mendelsohn gebautes Wohnhaus in Berlin-Steinstücken, das »Landhaus Dr. Bejach«.

Der Mediziner Dr. Curt Bejach, von 1922 bis 1933 leitender Stadtarzt im Berliner Bezirk Kreuzberg und ein Freund von Erich Mendelsohn, war Bauherr und erster Besitzer des Hauses.

Curt Bejach ist 1944 im Vernichtungslager Auschwitz ermordet worden. Im Pflaster vor dem Haus erinnert seit 2007 einer der kleinen »Stolpersteine« an den Arzt.

Berliner Ausstellungsbesucher und die Leser von Fachliteratur haben hin und wieder »Spuren« seines Lebens finden können: So wurde vor fast zwanzig Jahren, 1991, das neue Kreuzberg Museum mit einer Ausstellung über »Juden in Kreuzberg« eröffnet, in der auch an Curt Bejach erinnert wurde. Und zuletzt hat die Medizinhistorikerin Rebecca Schwoch in ihrem Gedenkbuch zu den jüdischen Kassenärzten der Stadt Berlin das Schicksal dieses Arztes geschildert.[1]

Curt Bejach hatte sechs Brüder – da »verschieben« sich die Erinnerungen der Zeitgenossen. So verwechselt sein Kollege Georg Loewenstein zwei Brüder, wenn er schreibt:
»Und ich will nicht vergessen, Karl Bejach zu erwähnen, dessen Wärme und gütige Art, schwierige menschliche Probleme anzufassen, unserer Gruppe der leitenden Stadtärzte die Möglichkeit gab, Reibungen mit politischen Parteien und politischen Persönlichkeiten zu vermeiden. Er schien wie geboren dazu, eine Atmosphäre zu schaffen, die uns reibungslose und öffentliche Beziehungen zur Presse ermöglichte.«[2] Georg Loewenstein erinnert sich hier nach vielen Jahren an Curt Bejach – denn dieser muss »Karl« gewesen sein. Und er erinnert sich weiter an »Karl« in der Emigration, in den USA: Aber dorthin hatte sich der Bruder Hans Egon Bejach gerettet. – Beide also nicht vergessen, beide in »guter Erinnerung«.
Und es gibt nur noch wenige, die von Curt Bejach berichten können. So scheint es auch hier wieder fast zu spät zu sein – trotzdem auf den folgenden Seiten der Versuch die vorhandenen Lebensspuren zusammen zu tragen, damit Curt Bejach nicht allein als der Besitzer eines denkmalgeschützten Hauses, sondern als tätiger Mensch und als einer der Berliner Stadtärzte zur Zeit der Weimarer Republik im Gedächtnis der Stadt bleibt.

Eltern und Kindheit

Curt Bejach wurde am 20. Dezember 1890 in der Universitätsstadt Jena als dritter Sohn des Zahnarztes Max (eigentlich »Michel«) Bejach und seiner Ehefrau Helene geboren. Die Eltern, beide jüdischer Religion, gaben ihrem Sohn den Namen Curt Dietrich Manfred.
Der Vater Max Bejach (1862–1905), geboren in Zempelburg/Westpreußen als Sohn eines Grundschullehrers, hatte in Berlin und Breslau Zahnmedizin studiert und im Juni 1887 Helene Berliner geheiratet.
Die Mutter Helene Bejach, geborene Berliner (1863–1932), stammte aus dem ostwestfälischen Herford. Ihr Vater Eduard Berliner war dort ein wohlhabender Kaufmann und Repräsentant der Synagogengemeinde. Nach dem Tod von Max Bejach sollte er als Rentier im Haus seiner Tochter in Berlin leben. Auch Helenes Bruder Alex Berliner wohnte später dort.
Nach der Hochzeit ließ sich Max Bejach in Jena als Zahnarzt nieder. Die Stadt hatte Ende des 19. Jahrhunderts nur wenige jüdische Einwohner. 1890, im Geburtsjahr des Sohnes Curt, waren es nur 64 Personen. Es gab keine Synagoge, nur einen Betsaal im Haus eines Gemeindemitglieds.[3] Nachdem sich Max Bejach in Jena vergeblich um eine Dozentenstelle beworben hatte, zog er 1892 mit seiner Familie nach Berlin.

In Berlin übernahm der Vater von Curt Bejach die Zeitschrift »Der Zahnarzt«, die er unter dem Namen »Zahnärztliche Rundschau« weiter führte, und gründete die »Berlinische Verlagsanstalt«, einen Verlag für zahnärztliche Fachliteratur.
Die erste Berliner Wohnung der Familie befand sich in der Potsdamerstraße 37. Nach zwei Jahren kaufte der Vater das Haus Claudiusstraße 15 im alten Hansaviertel. Dort ist Curt Bejach aufgewachsen. (Als Witwe kaufte die Mutter das Nachbarhaus Nr. 14. Außerdem besaß die Familie seit Mitte der 1920er Jahre das Haus Kleine Seestraße 9 in Berlin-Wannsee, heute: Am Kleinen Wannsee 9.)
Das alte, im Zweiten Weltkrieg fast vollständig zerstörte Hansaviertel war ein ruhiges, gutbürgerliches Wohnquartier. Die meisten Gebäude hatten außer dem Erdgeschoss nur zwei Obergeschosse und oftmals Vorgärten. Der Bau von Fabriken und Speichern war verboten.[4] Wie Max Bejach und seine Familie wohnten die Eigentümer nicht selten selbst in ihren Häusern.
Um 1900 lebten hier vor allem Kaufleute, Bankiers und Fabrikanten und als zweite große Gruppe Rentiers und Rentieren – also Männer und Frauen, die von ihrem Vermögen lebten. Und natürlich gab es auch Ärzte, Anwälte und die vielen »kleinen« Kaufleute und Handwerker für die alltägliche Versorgung der Bewoh-

ner. Im Haus von Max Bejach existierte für sehr kurze Zeit eine Filiale der »Anhalter Motorwagen-Fabrik«, die die berühmten »Dessauer Pfeile« baute und 1899 an OPEL verkauft wurde.
Auch Künstlerinnen und Künstler waren unter den Nachbarn der Bejachs: So war das Haus Nr. 6, genau gegenüber dem Elternhaus, ein »Schauspielerhaus«:

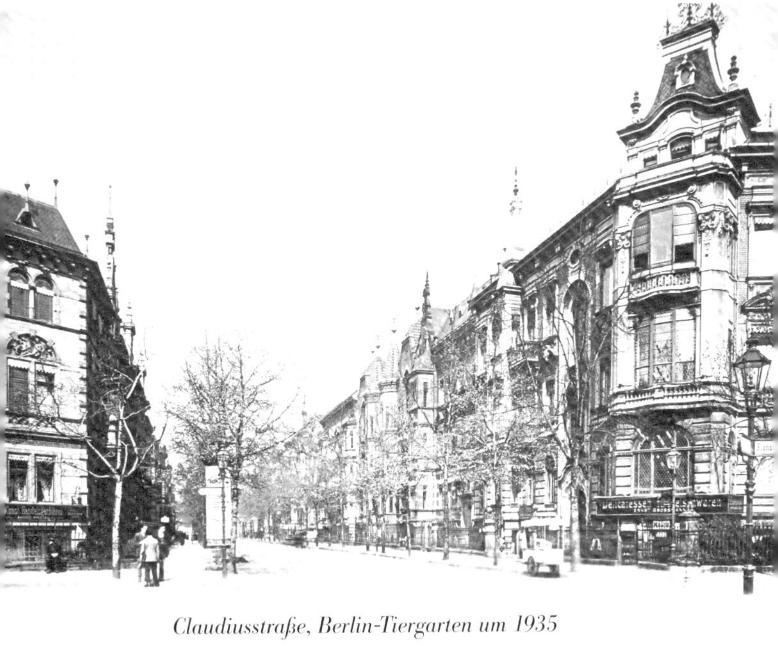

Claudiusstraße, Berlin-Tiergarten um 1935

Hier wohnten zum Beispiel der Schauspieler und Regisseur Albert Patry (1864–1938) und seine Ehefrau, die Schauspielerin Maria Reisenhofer (1865–1947), außerdem die Schauspielerin Kathi Thaller (1856–1925). – Genannt werden soll auch ein Kind aus der Nachbarstraße: Die Dichterin Nelly Sachs (1891–1970) wuchs in der Lessingstraße Nr. 33 als Tochter eines jüdischen Fabrikanten auf. Sie floh aus ihrer Heimat und konnte sich so vor dem Terror der Nationalsozialisten retten.

Es gibt nur wenige Erinnerungen an das alte Hansaviertel, aber es heißt, dass es kaum ein Haus gab, in dem nicht eine jüdische Familie wohnte. Die meisten jüdischen Bewohner gehörten zum assimilierten, liberalen Mittelstand. Seit 1910 gab es im Viertel eine Synagoge in der Lessing-/Ecke Flensburger Straße. (Sie wurde während der Pogromnacht 1938 niedergebrannt.)

Curt Bejach besuchte zuerst das »Friedrichs-Werdersche Gymnasium« in der Dorotheenstraße in Berlin-Mitte und wechselte später auf das »Friedrichs-Gymnasium« in der Albrechtstraße, ebenfalls in Mitte. 1910 bestand er dort sein Abitur. Die Hälfte der Mitschüler studierte Medizin und wurde Arzt – darunter auch Fritz Fränkel, den er dann während des Ersten Weltkrieges in Königsberg wieder treffen und der später sein Kollege in Kreuzberg sein sollte.

1905 starb unerwartet der Vater von Curt Bejach. Mutter Helene Bejach übernahm die Geschäftsführung des Verlages. Curt Bejach ließ sich nach der Erinnerung seiner Tochter Jutta in dieser Zeit taufen und wurde Mitglied der evangelischen Kirche. Aber in der Familie Bejach scheint die Religion keine besondere Rolle gespielt zu haben.[5]

Geschwister: Die Brüder Bejach – und die Schwester

Max und Helene Bejach hatten sieben Söhne und eine Tochter. So ist diese Geschichte eigentlich eine »Geschwister«geschichte. Die Geschichte der Brüder und des Verlages ist zudem eine »Arisierungsgeschichte«, und die Lebensgeschichten von drei Brüdern und der Schwester sind Emigrationsschicksale.
Als erster Sohn wurde Hans-Egon Bejach (1889–1969) in Jena geboren. Er studierte Humanmedizin und Zahnmedizin, promovierte 1916 und arbeitete seit 1919 als Schulzahnarzt in Berlin-Neukölln. Um 1920 nahm er an den sozialhygienischen Übungen von Alfred Grotjahn teil. Von 1922 bis 1933 war Hans-Egon Bejach Herausgeber der »Zahnärztlichen Rundschau«, die während der Weimarer Republik die bekannteste zahnärztliche Fachzeitschrift in Deutschland wurde. 1939 emigrierte er in die USA und arbeitete

dort als Arzt. Er ist am 2. Januar 1969 in New York gestorben.

Der zweite Sohn war Erich Waldemar Bejach (1890–1984), ebenfalls in Jena geboren. Er arbeitete seit 1906 im Familienunternehmen, der »Berlinischen Verlagsanstalt«. 1920 wurde er Geschäftsführer des Verlages und leitete die Firma gemeinsam mit seinem Bruder Hans-Egon: »Wir bauten die seit Jahren bestehende Buchdruckerei aus und gründeten eine Abteilung zahnärztlicher Lehrmittel, die in 10 Ländern Europas durch eigene Vertreter ausgeführt wurden. Unser Unternehmen beschäftigte bei unserem Fortgang etwa 65 Angestellte.«[6] Mitte der 1930er Jahre wurde die Firma zwangsweise an den Schwager Dr. Eugen Ottow verkauft. 1938 emigrierte Erich Waldemar Bejach mit seiner Ehefrau Frieda und drei Kindern nach Frankreich. Dort gründete er die Firma »Produits Dentaires Modernes«. Erich Waldemar Bejach starb am 2. Oktober 1984 in Paris.

Der dritte Sohn war Curt Bejach, nicht allein Arzt, sondern auch Teilhaber des Verlages.

Der vierte Sohn Edgar Bejach (1892–1932), noch in Jena geboren, studierte ebenfalls Medizin, übte aber keine eigene Praxis aus, sondern arbeitete seit 1930 für die »Zahnärztliche Rundschau«. Edgar Bejach war kriegsversehrt aus dem Ersten Weltkrieg zurückgekommen. Er starb am 24. Dezember 1932 in Berlin.

Der fünfte Sohn Herbert Bejach (1894–1943?) wurde als erstes der Kinder in Berlin geboren. Auch er begann ein Medizinstudium, das er aber nach dem Ende des Ersten Weltkrieges abbrach. Er gründete gemeinsam mit seinem Bruder Hellmuth (1896–1966), dem sechsten Sohn, in Berlin einen Großhandel für Sanitärartikel, »Atlanta-Medica«. Herbert Bejach ist während des Zweiten Weltkrieges in einer Berliner Klinik gestorben. Hellmuth Bejach, der sein Medizin-

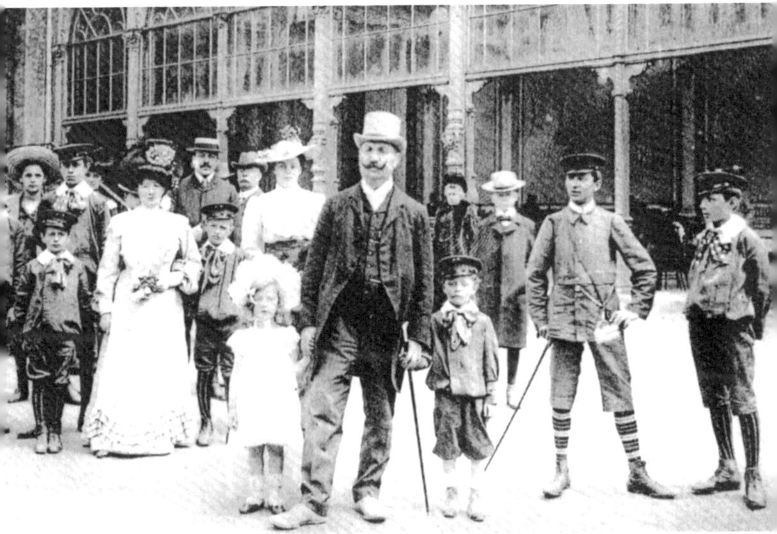

Die Familie von Max und Helene Bejach um 1903

studium ebenfalls abgebrochen hatte, emigrierte noch spät in die USA und starb am 23. Juli 1966 in New York. Ihre Firma wurde ebenfalls »arisiert«.
Der siebte und jüngste Sohn hieß Ernst-Günther (1897–1969). Auch er wurde Verleger. Mit einer nicht-jüdischen Frau verheiratet, blieb er nach 1933 in Berlin. Während des Zweiten Weltkrieges musste er als Zwangsarbeiter bei der Müllabfuhr arbeiten. Nach 1945 übernahm Ernst-Günther Bejach den zurückerhaltenen Verlag und gründete 1950 in Berlin die Zeitschrift »Dental-Schau«. Seine Verlegertätigkeit führte er bis zu seinem Tod im Jahr 1967 fort.[7]
Sieben Söhne – aber es gab auch eine Tochter: Sie war das jüngste Kind und hieß (in einer Akte) Anna Elisabeth, als »Anna« und auch als »Anneliese« erinnert. Geboren am 27. Dezember 1903 in Berlin, war sie mit dem Rechtsanwalt und Notar Dr. Hans Nauenberg verheiratet. Das Ehepaar emigrierte Ende der 1930er Jahre nach Buenos Aires. Anna Elisabeth Nauenberg starb am 29. Juni 1964 auf einer Europareise in London. (Es gab auch eine Schwägerin Anneliese Bejach, geborene Cremer, die Ehefrau von Hellmuth Bejach, gestorben 1975 in den USA.)

Studium und Erster Weltkrieg

Curt Bejach studierte von 1910 bis 1915 in Berlin, München und Königsberg Medizin und Zahnheilkunde. Im Dezember 1915 absolvierte er die ärztliche Prüfung in Königsberg. Neben dem Medizinstudium besuchte er in Berlin und München nationalökonomische Vorlesungen. Eine »Lebensspur« aus der Zeit des Studiums – nur eine »Spur«, aber sie soll hier trotzdem erwähnt werden: In den Tagebüchern des 1934 im Konzentrationslager ermordeten Dichters Erich Mühsam findet sich für den 21. Juli 1912 der Bericht über eine Diskussion über »Arbeitsscheu« und Diebstahl, der Dichter ganz auf der Seite der »Arbeitsscheuen« und Diebe. Aber es gab Widerspruch:

»Der Student Bejach, ein organisierter Sozialdemokrat (...) versuchte ausführlicher, mich zu widerlegen. Ich legte ihn auf zwei Äußerungen fest, einmal, dass er behauptet hatte, Elend und Armut werde es immer geben müssen, zweitens, dass er erklärte, ohne Zwang und Druck gehe es nicht. Ich fragte ihn, warum er denn mit diesen Überzeugungen überhaupt etwas anderes wolle als den Gegenwartsstaat. Seine Schwärmerei für die Bearbeitung und Bekehrung der Massen suchte ich durch einen Hinweis auf die chinesische Revolution zu widerlegen. (...) Die Diskussion gestaltete sich lebhaft und interessant, und Herr Bejach gab mir (...) erstaunlich viel zu.«[8]

Im Sommersemester 1912 gab es nur einen einzigen Studenten Bejach an der Universität in München – und das war ein Medizinstudent Curt Bejach, geboren in Jena. Dann müsste Curt Bejach schon damals in der SPD gewesen sein.

Während seines Studiums begann der Erste Weltkrieg. Curt Bejach meldete sich freiwillig und wurde im Dezember 1914 Arzt im Festungshilfslazarett IV in Königsberg. Zuletzt arbeitete er dort im Festungshauptlazarett. Die praktische Arbeit im Lazarett und die dort angesiedelte Lehrwerkstätte für Kriegsbeschädigte lieferten die praktischen Erfahrungen für seine gleichzeitig geschriebene Dissertation zum Thema: »Die sozialen Aufgaben des Arztes bei der Wiederertüchtigung schwerkriegsbeschädigter Handwerker und Industriearbeiter«. Am 4. Januar 1919 wurde Curt Bejach in Königsberg promoviert.

Auf den Bildern aus dem Ersten Weltkrieg ist auch seine zukünftige Ehefrau zu sehen: Hedwig Ottow. Sie arbeitete als Rotkreuz-Schwester an der Front im Osten und im Königsberger Festungslazarett. Geboren wurde Hedwig Ottow am 3. April 1895 in Brieg/Schlesien als Tochter des preußischen Militärs Max Ottow (1854–1936) und seiner Ehefrau Margarete. Der Vater war um 1900 Major in Königsberg, nach dem Ende des Kaiserreichs lebte er als Oberst a. D. mit seiner Frau in Görlitz.

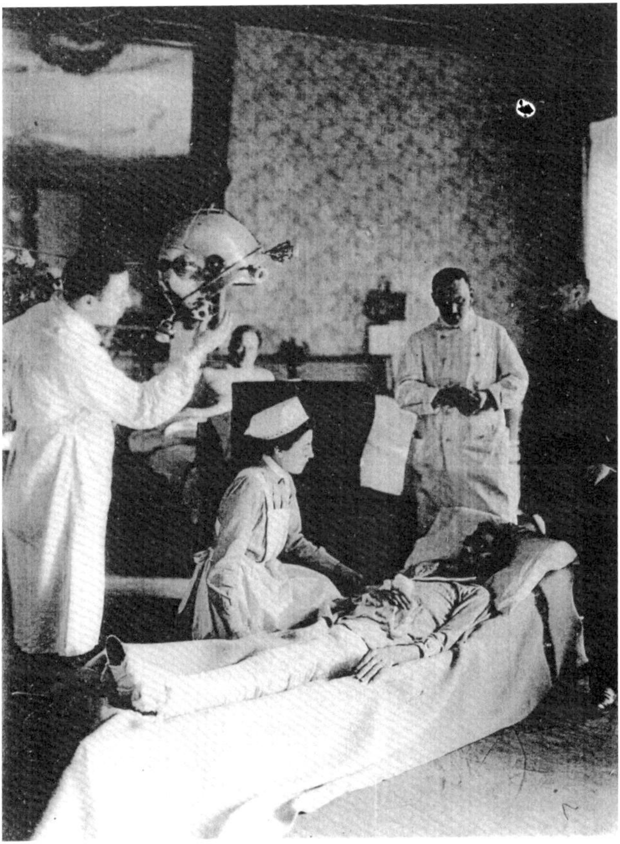

Curt Bejach (links) und Hedwig Ottow
im Festungslazarett Königsberg 1917

Die erste Stelle in Nowawes

1919 absolvierte Curt Bejach sein Staatsexamen als chirurgischer Zahnarzt und erhielt die zahnärztliche Approbation. Am 29. Oktober 1920 heiratete er Hedwig Ottow.

Seine erste Anstellung fand Curt Bejach 1919 als Stadtarzt in Nowawes, der Weberstadt in der Nähe von Potsdam. Bereits zum Ende des Jahres 1921 verließ Curt Bejach die Stadt wieder. Seine Nachfolger waren Max Hodann (1894–1946) und Georg Loewenstein (1890–1998). Aber auch sie blieben nicht lange, Loewenstein erinnert sich später:

»Am 2. Dezember 1922 wurde ich Stadtarzt in Nowawes, dem heutigen Potsdam-Babelsberg. Diese kleine Stadt hatte schon vor mir gute Männer, wie Max Hodann und Karl Bejach, nicht zu halten vermocht und, wie mich, dazu veranlasst, die lebenslängliche Beamtenstellung dort aufzugeben. Und nach uns dreien resignierte auch der hochbegabte Dr. Karl Kollwitz.«[9]

Max Hodann wurde Stadtarzt in Berlin-Reinickendorf, Georg Loewenstein (der auch hier wieder »Karl« statt »Curt« erinnert) Stadtarzt in Berlin-Lichtenberg.

Während der Zeit in Nowawes erschien die Veröffentlichung »Praktikum der Sozialen Zahnheilkunde« mit einem Geleitwort von Alfred Grotjahn. Curt Bejach schrieb den Abschnitt »Der Zahnarzt in der städtischen und ländlichen Wohlfahrtspflege«.[10]

Alfred Grotjahns Sozialhygienische Übungen

Im Sommer 1921 nahm Curt Bejach als Gast an den Sozialhygienischen Übungen von Alfred Grotjahn teil. Der Mediziner Alfred Grotjahn (1869–1931) lebte und praktizierte von 1900 bis 1912/13 in der Alexandrinenstraße im heutigen Kreuzberg. Hier entwickelte er seine Theorie der Sozialen Hygiene und schrieb sein grundlegendes Werk, die »Soziale Pathologie«.[11] 1920 wurde er der erste Ordinarius für Soziale Hygiene an der Berliner Universität. Grotjahn war Mitglied der SPD und von 1921 bis 1924 Reichstagsabgeordneter, aber auch Mitglied der »Gesellschaft für Rassehygiene«.

In den 1980er Jahren fand in der Bundesrepublik eine heftige Diskussion über die Rolle der Sozialen Hygiene beziehungsweise der Eugenik bei der intellektuellen Wegbereitung der »Euthanasie« der Nationalsozialisten statt. Es war vom »Fall Grotjahn« und vom »Mythos Grotjahn« die Rede.[12]

Der Theoretiker Grotjahn sah den Menschen als biologisches *und* als gesellschaftliches Wesen, er befürwortete Fürsorgemaßnahmen für das Individuum, wollte aufklären und erziehen – und er war gleichzeitig ein Eugeniker, der die menschliche Fortpflanzung rationalisieren wollte, von »minderwertigen Nachkommen« sprach, die es zu verhindern galt, und der auch Zwangsmaßnahmen befürwortete. Damit unterschied er sich allerdings nur wenig von anderen Eugenikern seiner Zeit, auch nicht von den politisch Linken und Liberalen und den Ärztinnen der Frauenbewegung: Der »neue Mensch«, ob »neuer Mann« oder »neue Frau«, sollte, ja musste »gesund« sein. Aber er sollte nicht das Ergebnis einer »Züchtungsutopie« sein, sondern einer vorbeugenden und aufklärenden Sozial- *und* (Erb)Gesundheitspolitik.

Grotjahn hat eine ganze Generation erster Sozialmediziner beeinflusst, die sich vor allem in der Großstadt Berlin mit ihren Arbeitervierteln bemüht hat, in der alltäglichen Praxis Kranke und Gesunde in ihrer Beziehung zur sozialen Umwelt zu sehen und das Gesundheitswesen den Bedürfnissen der Mehrheit der Bevölkerung anzupassen.

Wie groß der Anteil derjenigen war, die später die rassehygienischen Vorstellungen der Nationalsozialisten – einschließlich der Tötung Lebender – propagierten oder in die Praxis umsetzten, müsste eine noch zu leistende »Anwendungsgeschichte« zeigen.

Grotjahn hielt seit 1913 Vorlesungen und Übungen zur Sozialhygiene. An den Übungen hatte von 1919 bis 1921 bereits Curt Bejachs Bruder Hans-Egon teilgenommen, gemeinsam mit Bruno Harms (1890–1967,

Stadtarzt in Berlin-Tiergarten) und Max Hodann (Stadtarzt in Berlin-Reinickendorf). Im Sommersemester 1921 gehörte zu den Studierenden Georg Benjamin (1895–1942 KZ Mauthausen) und zu den Gästen neben Curt Bejach der Arzt Georg Wolff (1886–1952 USA), der Kinderarzt Bruno Feilchenfeld (1892–? Tel Aviv), der Stadtarzt Alfred Korach (1893–1979) und Richard Lewinsohn (Arzt und Politologe, 1894–1968 Madrid). Später sollte auch die Nationalökonomin Dora Benjamin (1901–1946), die Schwester von Georg Benjamin und spätere Mitarbeiterin des »Gesundheitshaus Am Urban« im Bezirk Kreuzberg, zu den Studierenden gehören.[13]

Stadtarzt in Berlin Kreuzberg

1920 entstand die Einheitsgemeinde Groß-Berlin mit zwanzig Verwaltungsbezirken, einer davon der »neue« Bezirk Kreuzberg. Berlin sollte zu einer »sozialen Stadt« werden, die Gesundheitsfürsorge stand im Zentrum der kommunalen Daseinsvorsorge. Die Berliner Stadtverordnetenversammlung beschloss am 15. Dezember 1921 für alle Bezirke die Einstellung eines »Stadtarztes«, also eines leitenden und hauptamtlich arbeitenden Medizinalbeamten, der keine Privatpraxis führen durfte. Die Stadtbezirke richteten die entsprechenden Stellen ein und hatten keinerlei Schwierigkeiten, engagier-

te Ärzte zu finden. (Auch der Arzt und Lyriker Gottfried Benn, seit 1917 Kassenarzt in Berlin-Kreuzberg, bewarb sich als Stadtarzt, wurde aber abgelehnt.)
Den Stadtärzten, auch »Kommunalärzte« genannt, unterstanden sämtliche Gesundheitseinrichtungen des Bezirkes, und damit die Verwaltung und Steuerung der sozialhygienischen Maßnahmen. Unterstützt wurden sie von angestellten und nebenberuflich tätigen niedergelassenen Ärzten und Fachpersonal wie Gesundheitsfürsorgerinnen und Krankenschwestern. Eine besondere Rolle kam den Schulärzten zu, die mit der Schulgesundheitsfürsorge für die neue Generation verantwortlich waren. So entstand mit diesen Ärzten eine ganz neue Gruppe in der Medizinerschaft. Viele waren Juden, oftmals Juden und Sozialisten.
Alfred Korach (seit 1922 Stadtarzt im Bezirk Prenzlauer Berg), Initiator einer Arbeitsgemeinschaft der zwanzig neuen Stadtärzte, musste emigrieren – wie auch Max Hodann (Stadtarzt im Bezirk Reinickendorf), Georg Loewenstein (Stadtarzt im Bezirk Lichtenberg) und Richard Roeder (1875–1953, Stadtarzt im Bezirk Treptow). Im KZ Sachsenhausen sollte Salo Drucker (1885–1940, Stadtarzt im Bezirk Wedding) sterben; in Riga der Charlottenburger Stadtarzt Walter Oettinger (1879–1942). Richard Schmincke (1875–1939, Stadtarzt im Bezirk Neukölln) nahm sich das Leben.

Ein Vergleich der Namen der Berliner leitenden Stadtärzte des Jahres 1933 mit denjenigen des Jahres 1937 (nun: »Amtsärzte«) zeigt, dass nur drei Namen geblieben sind: Dr. Walter Casemir im Bezirk Mitte, Dr. Heinrich Franzmeyer, seit 1928 Stadtarzt in Berlin-Spandau (vorher Schularzt in Berlin-Kreuzberg), und Dr. Fritz Streblow im Bezirk Zehlendorf.[14]
Erster Bürgermeister des Bezirks Kreuzberg wurde im Frühjahr 1921 Dr. Martin Kahle (1887–1925), Mitglied der USPD, der sich besonders in der Gesundheits-

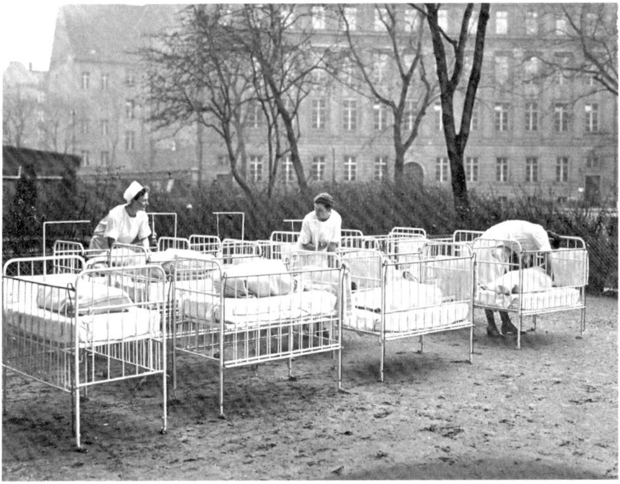

Im Hintergrund das Bezirksamt Kreuzberg,
im Vordergrund die Krippe Yorckstraße 1928

politik engagierte. Auch er hatte zu den Teilnehmern der sozialhygienischen Übungen von Alfred Grotjahn gehört. Martin Kahle starb bereits im Dezember 1925. Sein Nachfolger wurde 1926 der jüdische Jurist und Nationalökonom Dr. Carl Herz (1877–1951), SPD-Mitglied seit 1904, seit 1917 USPD, ein Verwaltungsreformer.

Kreuzberg war ein Bezirk mit großen sozialen Problemen und entsprechend steigenden Sozialausgaben. Aber trotz der fehlenden Mittel wurde versucht, die sozialdemokratischen Reformvorstellungen durchzusetzen. Politische Kritik kam von links (seit 1929 war die KPD die zweitstärkste Partei im Bezirk) und von rechts.

Stadtarzt Curt Bejach baute als selbstbewusster Kommunalarzt das Gesundheitsamt des Bezirks mit dem Ziel auf, »alle Aufgaben, die der gesundheitlichen Wohlfahrt der Bevölkerung dienen, verwaltungstechnisch in einer Dienststelle – dem Gesundheitsamt – zu vereinigen und einer Deputation – der Deputation für das Gesundheitswesen – zu unterstellen«.[15] Es dauerte bis 1924, dann hatte der Bezirk auch die letzten bis dahin vom Berliner Magistrat verwalteten Arbeitsbereiche wie die Schulgesundheitspflege und die Tuberkulosefürsorge übernommen.

In Kreuzberg gab es ein ganzes Netz von gesundheitsfürsorgerischen Einrichtungen: Es gab das »Krankenhaus Am Urban« und das Krankenhaus der Diakonissenanstalt »Bethanien« am Mariannenplatz. Es gab Gemeindeschwestern und die Krankenpflegestationen der Kirchen, die Hauspflege des Berliner Hauspflegevereins, mehrere Ambulatorien der AOK, die städtische Schwangeren-, Säuglings- und Kleinkinderfürsorge und auch eine städtische Krippe. Hinzu kamen die Fürsorgestellen für bestimmte Krankheiten (Haut- und Geschlechtskrankheiten, psychische Störungen und Krankheiten, Tuberkulose) und Behinderungen, meist in kommunaler Regie, und die wichtigen Schulärzte. Die Alkoholkranken konnten zwischen der städtischen Fürsorgestelle, dem Arbeiterabstinentenbund und dem Blauen Kreuz wählen. Und schließlich gab es eine Schulzahnklinik, eine städtische Badeanstalt mit Schwimmhalle und eine Desinfektionsanstalt. Seit 1925 erschien monatlich das Mitteilungsblatt »Soziale Fürsorge im Verwaltungsbezirk Kreuzberg«.

Curt Bejach war Mitglied der SPD. Seit wann bleibt unklar: vielleicht bereits als Student, sicher seit Mitte der 1920er Jahre (vgl. S. 17). So wurde im Herbst 1926 in der Zeitschrift des »Vereins Sozialistischer Ärzte« über eine Veranstaltung zum Thema: »Typhusepidemie und Seuchenabwehr« berichtet:

»In der Diskussion betonten alle Redner – die Gen. Bejach, F. Rosenthal, Paul Levy, Simmel, Bornstein,

Simon, Benjamin – die dringende Notwendigkeit umfassenderer hygienischer Aufklärung, besserer hygienischer Kontrolle, wirksameren Schutzes und Entlastung des Pflegepersonals, hygienischer Abortverhältnisse in den Schulen.
Stadtarzt Gen. Bejach (Berlin-Kreuzberg) geht insbesondere auf die Vermehrung der Typhuserkrankungen im Verwaltungsbezirk Kreuzberg ein. Auch er sieht die Ursache in sozialen Momenten, die erst die Möglichkeit zu schweren Erkrankungen schaffen. (…) Der Verwaltungsbezirk Kreuzberg der Stadt Berlin, in der Blütezeit des Kaiserreichs entstanden, stelle in der rücksichtslosen Ausnutzung des Berliner Bauterrains den Gipfel dar. Die Wohnverhältnisse, besonders um die Proletariergegend des Görlitzer Bahnhofs, seien mit die schlechtesten in ganz Berlin.«[16]
Der Praktiker Bejach arbeitete auch als Dozent: 1927/1928 unterrichtete er an der »Deutschen Gesundheitsfürsorgeschule« in Berlin-Charlottenburg, seit 1929 an der »Sozialen Frauenschule der Inneren Mission« und auch an der »Deutschen Akademie für Soziale und Pädagogische Frauenarbeit« von Alice Salomon (1872–1948), der »Begründerin des sozialen Frauenberufs in Deutschland« – wie Bejach aus jüdischer Familie und getauft.
Im Mitteilungsblatt des Bezirks »Soziale Fürsorge« stellte Curt Bejach die Kreuzberger Beratungsstellen vor. Er

betonte die sozialen Ursachen zum Beispiel der Tuberkulose und forderte daher als erste Maßnahme die »Hebung des allgemeinen Wohlstandes der ärmeren Schichten«[17]. Und er hoffte auf die Einsicht der Betroffenen, Zwangsmaßnahmen sollten »soweit irgend möglich« vermieden werden.[18] In einem Artikel über »Die Ehe- und Sexualberatungsstelle Kreuzberg« plädierte er für mehr Aufklärung und die Anwendung von Verhütungsmitteln. Menschen mit bestimmten Krankheiten aber sollten »im Interesse der Menschheit« auf Kinder verzichten – auch hier die Hoffnung auf Einsicht.[19] Zum Ende der Weimarer Republik nahm Curt Bejach wieder Kontakt zum Sozialhygienischen Seminar auf, das nach dem Tod von Grotjahn von Benno Chajes (1880–1938) weitergeführt wurde. Im Wintersemester 1932/33 fand in der Wohnung von Chajes ein Vortrag über »Die Tuberkulosebekämpfung in der Sowjetunion« statt. An der Diskussion beteiligte sich auch Curt Bejach, im Protokoll heißt es:
»Dr. Bejach: Deutschland sei nicht Russland und Moskau auch nicht Maßstab für russische Verhältnisse. Hält die Statistik nicht für exakt. Bewundert aber trotzdem die Planmäßigkeit der Tbc.-Bekämpfung und der Verbesserung der hygienischen Verhältnisse.«[20]

Das Gesundheitshaus Am Urban: »…für ganz Deutschland ein einzigartiges Unternehmen«

Seit April 1925 gab es in Kreuzberg das »Gesundheitshaus Am Urban« (auch das »Gesundheitshaus Kreuzberg« genannt) mit der Hausnummer 10/11 im früheren »Erziehungshaus Am Urban«.
Die Idee zum ersten Berliner »Gesundheitshaus« stammte von Bürgermeister Martin Kahle, Stadtarzt Curt Bejach und dem sozialhygienischen Ausschuss der Kreuzberger Gesundheitsdeputation. Alle Parteien der Bezirksversammlung hatten sich zur Mitarbeit bereit gefunden.
Zur Eröffnung des Hauses erschien eine von Martin Kahle herausgegebene Broschüre mit dem Titel »Das Gesundheitshaus«. Er selbst schrieb Vorbemerkung und einleitenden Artikel über die »Qualitative Bevölkerungspolitik«. Dann folgten die Praktiker der Gesundheitsfürsorge: Curt Bejach schilderte »Aufbau und Arbeitsbereich des Gesundheitsamts Kreuzberg«, der Kinderarzt Hans Schmoller (1879–1942 Theresienstadt, Leiter einer der städtischen Säuglings- und Kleinkinderfürsorgestellen) die »Schwangeren- und Wöchnerinnenfürsorge«, der Kinderarzt Louis Ballin (1875–1957 USA, ebenfalls Leiter einer solchen Fürsorgestelle) die »Säuglings- und Kleinkinderfürsorge«, der Schularzt Heinrich Franzmeyer die »Schul-

gesundheitspflege«, der Zahnarzt Johannes Kientopf, Leiter der Schulzahnklinik, die »Schulzahnpflege«, Walter Schasse (Oberarzt am Oskar-Helene-Heim und an der Krüppelfürsorgestelle Kreuzberg) die »Krüppelfürsorge«, Fritz Fränkel die »Fürsorge für Psychopathen und Alkoholiker«, A. Spohde (Leiter der Tuberkulosefürsorgestelle des Bezirks), die »Tuberkulosefürsorge«, der Facharzt Otto Mendelsson (1880–1944 Vernichtungslager Auschwitz, Leiter der Fürsorgestelle für Haut- und Geschlechtskrankheiten im Gesundheitshaus) den Abschnitt über die »Fürsorge für Haut- und Geschlechtskrankheiten«. Den abschließenden Artikel über »Das Gesundheitshaus« formulierte wiederum der Bürgermeister.[21]

Die neue »Stätte für hygienische Volksbelehrung« war schon nach kurzer Zeit weit über die Grenzen des Bezirks hinaus bekannt. Wie sah sie aus?

Im Erdgeschoss befanden sich die Schulgesundheitspflege, eine sportärztliche Beratungsstelle, ein chirurgisches und ein zahnärztliches Ambulatorium, eine Ehe- und Sexualberatungsstelle und die Fürsorgestellen für Säuglinge und Kleinkinder, für Lungenkranke und für psychisch Kranke und Alkoholkranke/Drogenabhängige. Träger der 1926 eröffneten Ehe- und Sexualberatungsstelle war der »Bund für Mutterschutz«, ein Verein des radikalen Flügels der bürgerlichen Frauenbewegung. Noch fehlte eine

»Meldestelle für alle öffentlichen Schäden der Gesundheit (Rauch, Ruß, Gestank, Lärm, Wohnungsmängel)«[22], aber man sah das Problem – lange Jahre, bevor die ökologische Bewegung das entsprechende Problembewusstsein von neuem schärfte und in (kommunal)politische Forderungen umsetzte.
Im Obergeschoss gab es eine ständige sozialhygienische Ausstellung, einen Vortragssaal für 500 Personen und einen Lesesaal mit Bibliothek. Die Ausstellung umfasste 1928 folgende Themenbereiche:
»Entwicklung, Bau und Leistungen des menschlichen Körpers, Mutterschutz, Säuglingspflege, Kleinkinderfürsorge, Schulgesundheitspflege, Ernährung. – Entwässerung und Bewässerung, Straßenreinigung, Müllabfuhr, Staub-, Rauch- und Rußbekämpfung, Wohnungshygiene, Schädlingsbekämpfung, Arbeitshygiene (Gewerbekrankheiten, Unfallverhütung), Körperpflege und Sporthygiene, Sexualhygiene, Alkoholismus. Seuchen und Seuchenbekämpfung. Fürsorge für Kranke, Krüppel, Blinde, Taubstumme, Sieche, Geisteskranke.«[23]
Die ausgestellten Objekte und Tafeln waren zumeist aus dem »Deutschen Hygienemuseum« in Dresden, eine Sammlung pathologisch-anatomischer Präparate hatte ein Professor vom »Krankenhaus Am Urban« zusammengestellt, die Abteilung für Krüppelfürsorge hatte das »Oskar Helene-Heim« eingerichtet – alles anerkannte Fachleute und Institutionen.

Das Ausstellungsdesign orientierte sich an der Reklame. Sehen und Lernen sollten zum Erlebnis werden. Und der Besucher konnte sich an demselben Ort helfen lassen: Ein paar Schritte und er/sie war in einer der Beratungsstellen. (Und auch das Krankenhaus war nicht weit: Der interessierte Patient konnte die Ausstellung besuchen.)
Zu den Mitarbeiterinnen und Mitarbeitern des Gesundheitshauses zählten:
- der Neurologe Dr. Fritz Fränkel (1892–1944), den Curt Bejach aus der Schulzeit und der Arbeit im

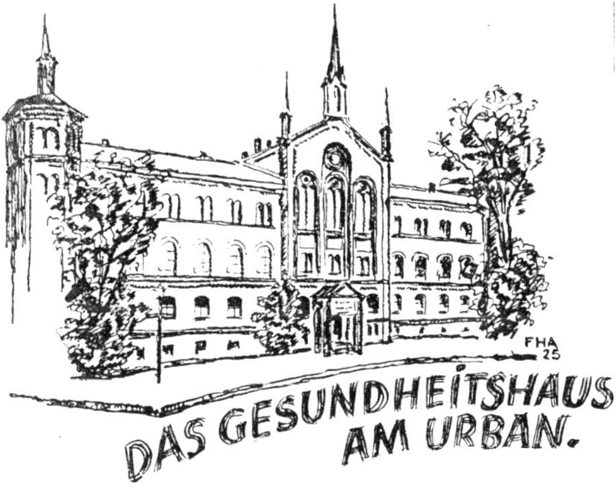

Das Gesundheitshaus Am Urban, VORWÄRTS vom 13.12.1925

Lazarett kannte. Er leitete die Fürsorgestelle für Gemüts- und Alkoholkranke. Fränkel war Kommunist. 1933 festgenommen und misshandelt, gelang ihm die Flucht über Frankreich und Spanien nach Mexiko. Dort starb er am 21. Juni 1944.[24]

- der Kreuzberger Schularzt Dr. Ernst Joël (1893–1929). Er war ärztlicher Leiter der sozialhygienischen Ausstellung. Die Freunde Joël und Fränkel veröffentlichten und experimentierten gemeinsam. Walter Benjamin schreibt über einen der Joëlschen Selbstversuche mit Haschisch im Mai 1928: »J(oël) erscheint gegen 1/2 11 Uhr bei Benjamin. Hat vorher, nachdem er eingenommen hatte, eine Versammlung im Gesundheitshaus geleitet und in der Diskussion ungehindert gesprochen.«[25]
  Ernst Joël starb am 12. August 1929.[26]
- um 1930 die Nationalökonomin Dr. Dora Benjamin, die jüngere Schwester von Walter und Georg Benjamin. Sie hatte 1929 bereits die Ausstellung »Gesunde Nerven« vorbereitet. Mit Fränkel schrieb sie gemeinsam Artikel zur Alkoholabhängigkeit. Dora Benjamin floh 1933 nach Frankreich und dann in die Schweiz. 1946 ist sie in Zürich gestorben.
- der Sportarzt Richard Liebenow (1898–1945). Er leitete die sportärztliche Beratungsstelle und er ging später den anderen »Weg«, den das sozialhygienische Denken möglich machte: 1933 wurde der ehemalige

Sozialdemokrat Gebietsarzt der Hitlerjugend. Zum Ende seiner »Karriere« war er Leiter des »Amtes für Gesundheitsführung« der HJ, Reichsarzt der HJ und von Hitler ernannter Professor.[27]

Die Reihe der Ausstellungen begann 1925 mit der Ausstellung »Soziale Hygiene«, ein programmatischer Titel. Im November 1925 folgte »Die gesunde Wohnung«. Bürgermeister Kahle schrieb: »Die Berliner Mietskasernen ließen sich nur hygienisch wohnbar machen, wenn man die Quergebäude und die Seitenflügel niederrisse und so Licht und Sonne auf neugeschaffene Grünflächen und Kinderspielplätze fallen könnten«.[28] – »Entkernung« nannte man dies Jahrzehnte später.

Im April 1926 präsentierte man im Rahmen der »Reichsgesundheitswoche« die Ausstellung »Gesunde Hauswirtschaft und Ernährung«. Curt Bejach hielt als Stadtarzt den Eröffnungsvortrag über den »Schutz der erwerbstätigen Jugend«.[29] Danach wurde der Film »Die weiße Seuche« gezeigt, ein Stummfilm über die Vorbeugung und Behandlung der Tuberkulose – einer der vielen sozialhygienischen Aufklärungsfilme der Weimarer Republik. (Im Sommer 1926 folgte in Düsseldorf die größte Messe der Weimarer Republik, die »GeSoLei«, die »Große Ausstellung für Gesundheit, Soziale Fürsorge und Leibesübungen«, auf der Teile der Kreuzberger Ausstellung gezeigt wurden.)

Im Herbst 1928 gab es eine Sonderschau »Erste Hilfe und Lebensrettung«, im März 1929 folgte »Wien im Bild« und am 10. Oktober 1929 die Eröffnung der Ausstellung »Gesunde Nerven« durch Bürgermeister Carl Herz. Dora Benjamin schilderte die Ausstellung im »Berliner Wohlfahrtsblatt«:

»In der Mitte des großen Ausstellungsraumes steht ein etwa 2,5 Meter hoher Kubus (...). Er trägt auf der einen Seite den Arbeiterfries, eine Photomontage, mit der Unterschrift ›Gebt den Werktätigen Geld, Zeit, Licht, Luft, Raum!‹ (...) Den Abschluß des großen Saales bildet die Darstellung der Bedeutung des Arztes für die psychische Hygiene. Seelische Leiden bedürfen in gleicher Weise wie körperliche der ärztlichen Behandlung. Aber sie sind nicht durch Pillen zu heilen. Auf einigen Bildtafeln werden wesentliche Erkenntnisse der Psychotherapie gemeinverständlich dargelegt. Die Abteilung enthält Texte aus den Werken Freuds und sein Bild.«[30]

Das Geld wurde knapp. Es folgten 1930 die Wanderausstellung »Deutscher Lebenswille« der Reichszentrale für Heimatdienst (Vorläufer der Bundeszentrale für politische Bildung), im April 1931 eine Ausstellung zur »Arbeit der Kinderfreunde« und im Dezember 1931 eine Ausstellung über »Die Entwicklung des Deutschen Gesundheitswesens«, übernommen aus dem Hygienemuseum in Dresden.

An zwei Abenden der Woche wurden bei freiem Eintritt Vorträge gehalten. An manchem Abend gab es über 800 Zuhörer, viele Vorträge mussten wiederholt werden. Die Themen einiger besonders gut besuchter Veranstaltungen: »Alt werden und jung bleiben«, »Vererbung und Volksgesundheit«, »Die Gesellschaft und die seelisch Abnormen«, »Wie schütze ich mich vor Geschlechtskrankheiten«, »Die Geisteskrankheiten im Wandel der Zeiten«, »Die Gefahren der Abtreibung und die Möglichkeit der Empfängnisverhütung«, »Über die Krebskrankheit«, »Wie sollen wir unsere Kinder sexuell aufklären?«, »Die Sexualnot der Erwachsenen«, »Schlaf und Schlaflosigkeit«.[31]
Zu den Referenten gehörten bekannte Spezialisten wie zum Beispiel der Krebsforscher an der Charité Professor Ferdinand Blumenthal (1870–1941, 1933 entlassen), Dr. Hans Haustein (1894–1933 Suizid, um der Verhaftung zu entgehen), einer der führenden »Forscher und Praktiker« bei der Bekämpfung von Geschlechtskrankheiten, und auch der Kinderarzt Dr. Kurt Huldschinsky (1883–1941 in der Emigration), der Entdecker der heilenden Wirkung des UV-Lichts bei Rachitis – ein »Segen« für die Kinder in den Arbeitervierteln. Und natürlich referierte auch Curt Bejach, dessen Vortrag über »Die Furcht vor der Arterienverkalkung« vom 27. April 1928 wegen der großen Nachfrage wiederholt werden musste.

Die Besucherzahlen stiegen. Ernst Joël schrieb:
»Dieses Haus ist nicht nur für Berlin, sondern – soviel wir wissen – für ganz Deutschland ein einzigartiges Unternehmen, indem es Gesundheitsfürsorge und Gesundheitsaufklärung großzügig zu einer Einheit verbunden hat. Dem Städtischen Krankenhaus am Urban nachbarlich gegenüber, bildet es, wie der Name es zum Ausdruck bringen will, auch logisch seine Ergänzung. Seine Aufgabe heißt: Rechtzeitige Hilfe, Verhütung der Krankheit, Erweckung des Willens zur Gesundung und zur Pflege der Gesundheit.«[32]
Mitte des Jahres 1929 wurde das Gesundheitsamt des Bezirkes in das »Gesundheitshaus Am Urban« verlegt, Dr. Bejach erhielt das Zimmer Nummer Eins.
Die Ärzte in Gesundheitshaus und Krankenhaus beschränkten sich nicht auf ihre alltägliche Arbeit im Bezirk: Sie arbeiteten auch wissenschaftlich und beteiligten sich zum Beispiel Ende der Weimarer Republik an den Untersuchungen des Völkerbundes zur Volksernährung. 1932 wurde eine Denkschrift der Hygiene-Sektion des Völkerbundes über »Die gesundheitlichen Wirkungen der Weltwirtschaftskrise« veröffentlicht. Curt Bejach hatte im Gesundheitshaus Untersuchungen an Arbeitslosen geleitet:
»Besonders beängstigend sind die bisher unveröffentlichten Ergebnisse von Untersuchungen, die an den arbeitslosen Besuchern der Fürsorgestelle im Gesund-

heitshaus Kreuzberg, einem proletarischen Bezirk im Süden Berlins, gemacht worden sind. Nach den Aussagen der Fürsorgeärzte hat sich der Ernährungsstand unter den Besuchern des Gesundheitshauses in der letzten Zeit erschreckend verschlechtert. (...) Das sind Zustände, die bereits an Beobachtungen erinnern, die während der schlimmsten Kriegsjahre in Deutschland in geschlossenen Anstalten und bei Proletariern gemacht worden sind.«[33]

Das »Gesundheitshaus Am Urban« sollte nicht das einzige Gesundheitshaus bleiben, bereits im Dezember 1928 wurde nach dem Vorbild des Kreuzberger Hauses im Berliner Bezirk Pankow ein Gesundheitshaus eröffnet.[34] Heute sind die Gesundheitshäuser der Weimarer Republik so gut wie vergessen, 1925 folgte die reformorientierte und pragmatische Alltagsarbeit einer »Utopie«: »Ist die Menschheit so weit, dass jeder sich verantwortungsbewußt an der Arbeit der hygienischen Volksaufklärung beteiligt, dann werden eines goldenen Zeitalters die Krankenhäuser durch die Gesundheitshäuser überflüssig gemacht werden.«[35]

Das Landhaus Dr. Bejach

»Ihr sagt, es gibt keine Bauherren. Redet euch keine Schwachheiten ein. Hier sind sie!«[36]

Curt Bejach und seine Ehefrau Hedwig bekamen drei Töchter: Die älteste Tochter Jutta wurde am 20. November 1921 noch in Potsdam geboren. Mit der neuen Stadtarztstelle in Berlin-Kreuzberg zog die Familie in ein Mietshaus in der Gneisenaustraße 48.

Am 2. Januar 1926 kamen die Tochter Irene und am 11. August 1927 die Tochter Helga auf die Welt.

Das Ehepaar Bejach war mit dem Ehepaar Mendelsohn befreundet. Der Architekt Erich Mendelsohn (1887–1953) baute den Freunden 1927/1928 ein »kleines Haus« in Berlin-Steinstücken, Bernhard-Beyer-Straße 12, an der Grenze zu Potsdam.

Das zweigeschossige Landhaus war für eine Familie mit zwei bzw. drei Kindern geplant – und nun, da es (trotz der unseligen Geschichte) »heil« geblieben ist, im Präsens weiter: Das Haus ist nicht besonders groß: Die reine Wohnfläche beträgt 150 Quadratmeter. Es hat ein Flachdach und ist aus Backstein mit hellen Putzstreifen. Die Räume im Inneren sind offen, die Terrassen zum Garten und auf dem Dach des Erdgeschosses öffnen das Landhaus zudem nach außen. Weit entfernt von der Straße, hinter Mauer und Hecke geborgen, ist es aber mit dieser durch eine Pergola ver-

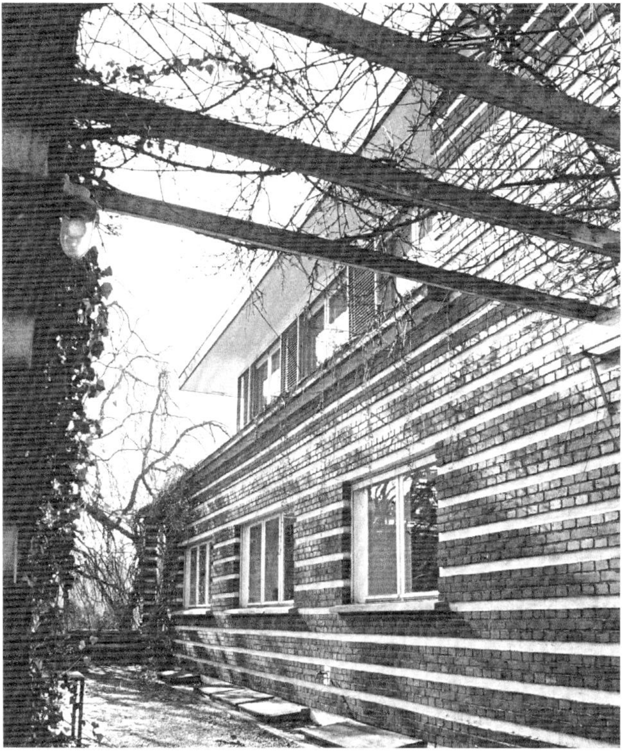

Das Landhaus Dr. Bejach in Berlin-Steinstücken 2003

bunden. Das Grundstück hat eine Größe von 1600 Quadratmetern: Vor dem Gebäude liegt der »große Garten«, eine Spielwiese zur Straße, und dahinter der kleine »stille Garten«, ein geschützter, sehr privater Bereich.[37]

Das einfache und funktionale Haus entsprach dem Lebensstil von Curt Bejach: Vorwürfe an die »prassenden« SPD-Politiker von Seiten der Kommunisten gab es natürlich auch im Bezirk Kreuzberg. Die Tochter Jutta erinnert sich an eine Delegation von Frauen, die wissen wollten, was denn der »Herr Doktor« isst und erstaunt war: » (...) der isst ja schlechter als wir!«[38]

1930 spielte das Landhaus eine »Nebenrolle« in dem Filmklassiker »Die Drei von der Tankstelle« mit Heinz Rühmann und Willy Fritsch: Gleich am Anfang wurden Heinz Rühmann und seine Freunde aus dem »schicken« Haus geworfen.

Ein Jahr später, am 20. April 1931, starb Ehefrau und Mutter Hedwig Bejach an Tuberkulose. Curt Bejach blieb mit drei kleinen Töchtern zurück. Zuerst half eine Verwandte, dann wurden eine Hausdame, ein Kinderfräulein angestellt. Später lebte auch Dr. Eugen Ottow, ein Bruder der Mutter, mit im Landhaus.

Der Architekt und Freund Erich Mendelsohn musste 1933 emigrieren. Die Zeit der »Offenheit« war vorbei. Ernst Bloch klagte aus der Emigration: »(...) die Glastüre bis zum Boden setzt wirklichen Sonnenschein

voraus, der hereinblickt und eindringt, keine Gestapo.«[39]
Curt Bejach und seine Töchter konnten – noch – in ihrem Landhaus bleiben.

1933: Die Entlassung

Am 10. März 1933 besetzte die SA das Bezirksamt Kreuzberg in der Yorckstraße. Bürgermeister Carl Herz wurde gewaltsam über die Straße und durch eine Markthalle getrieben.[40] Einen Tag später kam die SA auch in das »Krankenhaus Am Urban«, der ärztliche Direktor Hermann Zondek erinnerte sich später:
»Inzwischen hatte eine Gruppe von SA-Leuten unter Führung des Grafen Helldorf (…) das Krankenhaus besetzt. Alle Zu- und Ausgänge waren versperrt. Ich wurde in mein Dienstzimmer gemeinsam mit fast allen meinen jüdischen und einigen als Sozialisten bekannten nicht jüdischen Assistenten, sowie den angeblich kommunistisch gesinnten Krankenhaus-Angestellten für etwa eine Stunde hinter Schloss und Riegel gesperrt. Mindestens ein Dutzend schwer bewaffneter SA-Leute schwirrte im Korridor herum. (…)«.[41]
Ähnlich wird es dem Stadtarzt ergangen sein. Seine Tochter erinnert sich, dass er von Graf Helldorf persönlich aus seinem Dienstzimmer im nahen »Gesundheitshaus Am Urban« »entfernt« wurde.[42]

Dann begannen im Bezirk die Entlassungen:
»Nach der Machtübernahme musste zunächst, um überhaupt eine Arbeit im Sinne der Ziele des Nationalsozialismus zu ermöglichen, die Bereinigung des Personalkörpers durchgeführt werden. In Verfolgung dieser Maßnahmen sind der Stadtarzt, 2 hauptamtliche und 40 nebenamtliche Ärzte, darunter 28 Wohlfahrtsärzte sowie 2 Fürsorger ausgeschieden. Alle diese 43 Ärzte waren Juden! – Ein Beweis, wie Israel füreinander bürgt!«[43] Die gesetzliche Grundlage war das »Gesetz zur Wiederherstellung des Berufsbeamtentums vom 7. April 1933«.
Curt Bejach erhielt vom Bezirksamt Kreuzberg ein Schreiben mit den gegen ihn erhobenen Vorwürfen:
»a) Sie sind nicht arische Abstammung (§ 3 d. Gesetzes vom 7.4.33)
b) Sie bieten nach Ihrer bisherigen politischen Betätigung nicht die Gewähr dafür, dass Sie jederzeit rückhaltlos für den nationalen Staat eintreten (§ 4 des Ges. vom 7.4.33)
als Beweis wird die Tatsache angeführt, dass Sie jederzeit die Einstellung jüdischer Ärzte begünstigt haben.«[44]
Er antwortete am 17. Juni 1933, nachdem er sich zu seiner jüdischen Herkunft bekannt hatte:
»Soweit mir bei der Einstellung von Ärzten mitzuwirken Gelegenheit gegeben war, habe ich einzig und

allein nach den Erfordernissen des Dienstes, nach bestem Wissen und Gewissen gehandelt. (…) Im übrigen weise ich darauf hin, dass ich mit größtem Fleiß meine Dienstobliegenheiten erfüllt habe und dass das von mir aufgebaute und über 11 Jahre ärztlich geleitete Gesundheitsamt des größten Berliner Verwaltungsbezirks in fachlicher Hinsicht ohne Unterschied der Partei Achtung und Ansehen genoss.«[45]

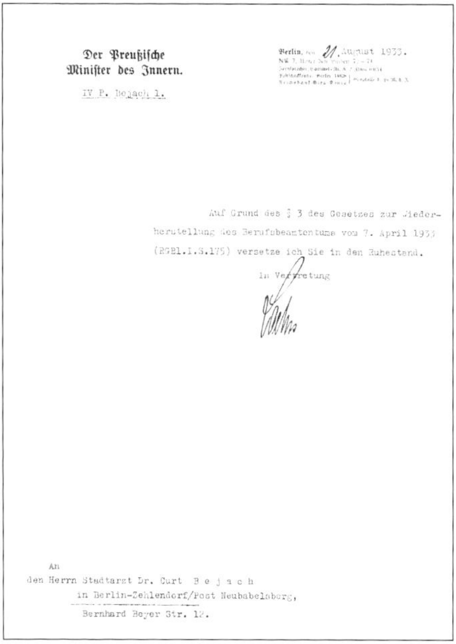

Der Preußische
Minister des Innern.

IV P. Bejach 1.

Berlin, den 21. August 1933.

Auf Grund des § 3 des Gesetzes zur Wiederherstellung des Berufsbeamtentums vom 7. April 1933 (RGBl.I.S.175) versetze ich Sie in den Ruhestand.

In Vertretung

An
den Herrn Stadtarzt Dr. Curt B e j a c h
in Berlin-Zehlendorf/Post Neubabelsberg,
Bernhard Beyer Str. 12.

Entlassungsschreiben als Stadtarzt 1933

Am 21. August 1933 wurde Curt Bejach entlassen. Auch die Soziale Frauenschule der Inneren Mission entließ ihn. Bertha Gräfin von der Schulenburg, noch Leiterin der Schule, schrieb:

»Es wird mir unendlich schwer, Ihnen nun doch die Mitteilung machen zu müssen, dass Ihre Unterrichtstätigkeit an unserer Sozialen Frauenschule nicht fortgesetzt werden kann.

Nach nochmaliger Vorstellung meinerseits wurde die Antwort gegeben, dass dasselbe von anderen Schulen gefordert sei und bei uns keine Ausnahme gemacht werden könnte.

Nun sind wir sehr traurig, Sie hier zum Unterricht nicht wieder zu sehen (...).«[46]

Das Gesundheitshaus wurde zur SA-Sanitätsschule. (Im Krieg wurde es zerstört und dann abgerissen.) Neuer Stadtarzt des Bezirkes wurde Dr. Hermann Feuerhack. Das Gesundheitsamt verfolgte nun andere Ziele:

»Während früher das Ziel der gesundheitlichen Bestrebungen die Fürsorge für den Einzelmenschen war, bei der dauernd erhebliche Mittel für die Erhaltung des Minderwertigen aufgewendet wurden, steht jetzt im Vordergrund der Arbeit der Gedanke, die Erhaltung und Stärkung der Familie als der Urzelle des Volkes und der Sippe zu sichern. Damit wird nicht nur der einzelne Mensch gesund erhalten, sondern vor allem die erbgesunde deutsche Familie gestärkt, der Beginn der Entartung aufgehalten und damit das deutsche Volk einer wahren Gesundung entgegengeführt.«[47]

Während der Diktatur

Die »Nürnberger Rassegesetze« vom 15. September 1935 legten genau fest, wer »Jude« war und wer nicht: Der getaufte Curt Bejach und seine Töchter waren »jüdisch«, bzw. »Mischlinge«.
Aber Curt Bejach war »geschützt«, weil er in einer »Mischehe« gelebt hatte und weil er drei unversorgte Kinder hatte. Die Töchter ließen sich nun ebenfalls taufen, auch dies in der Hoffnung auf ein wenig »Schutz«.
Im März 1936 musste das Landhaus zwangsverkauft werden. Curt Bejach zog mit den Töchtern wieder in sein Elternhaus in der Claudiusstraße 15.
Zum 30. September 1938 wurde Curt Bejach wie den anderen jüdischen Ärzten die Approbation entzogen. Er durfte sich nicht mehr »Arzt« nennen, sondern erhielt die (jederzeit widerrufliche) Genehmigung als »Krankenbehandler« ausschließlich für jüdische Patienten zu arbeiten. Curt Bejach hatte nur wenige jüdische Privatpatienten, meist alte Leute ohne Geld, die er dann umsonst behandelte.

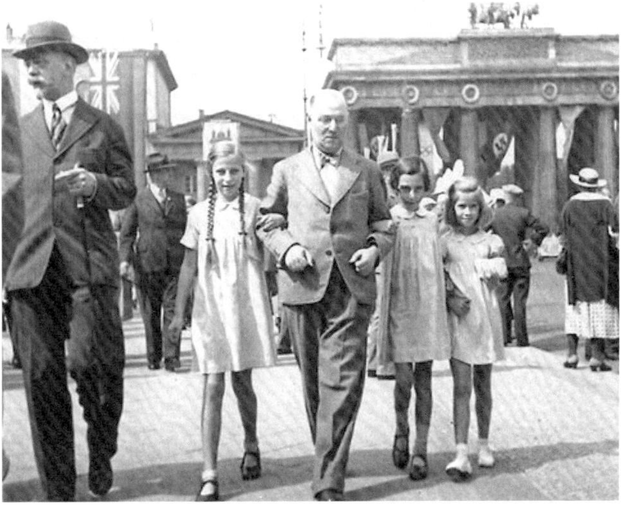

Curt Bejach mit der Nichte Rosemarie und den Töchtern Helga und Irene (von rechts nach links) 1936

1939 gelang es ihm, seine beiden jüngeren Töchter Helga und Irene mit einem Kindertransport nach England zu schicken. Helga berichtet über die Abreise:

»Am 10. August, ein Tag vor meinem Geburtstag, gingen wir mit meinem Vater und meiner Schwester – ich hatte eine ältere Schwester, die nicht nach England ging, weil sie zu alt war, um als Kind zu gehen. Sie hätte als Hausangestellte gehen müssen und das wollte mein Vater nicht – zum Bahnhof in Berlin. Da waren ungefähr 50 oder 100, ich weiß die Anzahl nicht, andere Kinder. Alle waren jüdisch. Ich denke, wir waren die einzigen Halbjuden in diesem Kindertransport, die ihren Eltern Lebwohl sagten.«[48]

Drei Tage waren die Mädchen unterwegs. Auf dem Schiff erlebte Helga zum ersten Mal jüdische Kultur: Die anderen Kinder gingen auf das Schiffsdeck, um die Hora (einen Kreistanz) zu tanzen – den sie erst lernen musste. Die beiden Schwestern wurden in der Familie von Frederick Attenborough aufgenommen, dem Vater des Regisseurs Richard Attenborough. Sie lebten dort acht Jahre.[49] – Die in Berlin gebliebene älteste Tochter Jutta bekam keine Erlaubnis zum Studium und arbeitete zuerst im Büro und dann als Zwangsarbeiterin in einer Fallschirmfabrik.

Der Krieg begann. Curt Bejach stand auf der Warteliste für ein USA-Visum. Den 1941 eingeführten »Judenstern« musste er nicht tragen. In der »Liste der in Berlin zugelassenen jüdischen Krankenbehandler« aus dem Jahr 1942 ist er in der Claudiusstraße 15 als »notdienstbeordnet« durch den Polizeipräsidenten eingetragen.[50] Das hieß Zwangsarbeit.

Im Waldlager Britz

Vom 8. Juni 1942 bis zum 17. September 1943 musste Curt Bejach als »Behandler« im »Waldlager Britz« bei Eberswalde im Nordosten von Brandenburg arbeiten, ein Lager der »Märkischen Stahlformwerke« für Kriegsgefangene und ausländische Zwangsarbeiter. Im Mai 1942, kurz bevor Curt Bejach mit der Arbeit begann, lebten dort 450 Juden (wohl meist aus Polen), 100 russische und 120 französische Kriegsgefangene, 90 christliche Polen und 50 Niederländer. Dreißig Jahre später erinnerte sich Willi Kupferberg, ein jüdischer Zwangsarbeiter aus Polen, »dass sich im Lager ein Krankenbau befand, in dem ein jüdischer Arzt aus Berlin Sprechstunden abhielt«.[51] – Ein »jüdischer Arzt« (die Häftlinge kannten keine »Behandler«): das war Curt Bejach.

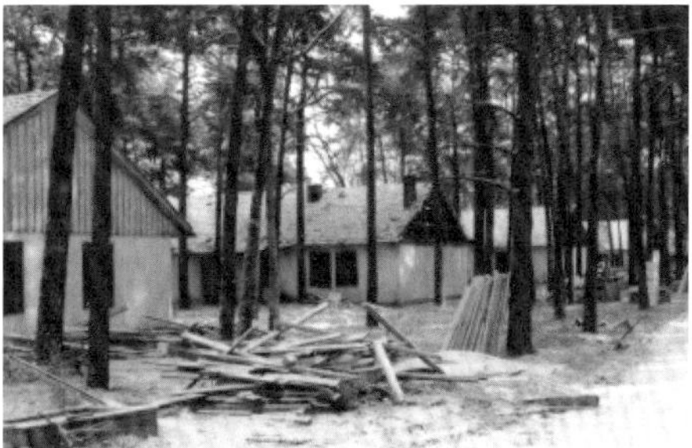

Das Waldlager Britz im Februar 2003

Deportation: »Je häufiger ich Post von Euch bekomme, umso mehr Freude habe ich.«

Das alte Hansaviertel wurde in der Nacht vom 22. auf den 23. November 1943 zerstört. In dieser Bombennacht brannte auch das Wohnhaus der Familie Bejach. Curt Bejach und seine Tochter waren nicht zu Hause. Der Arzt zog in das Haus Droysenstraße 15 im Bezirk Charlottenburg und wohnte dort bei Dr. Georg Braun (1886–1969), einem Kollegen. (Braun, verheiratet mit einer Nichtjüdin, überlebte als »Krankenbehandler« in Berlin.) Die Tochter Jutta wohnte bei Freunden.

Ein Runderlass vom Dezember 1943 wies die örtlichen Stellen der Sicherheitspolizei an, die jüdischen Ehegatten aus den sogenannten privilegierten Mischehen zu deportieren, wenn diese durch Tod oder Scheidung beendet waren. Der erste dieser Transporte sollte Berlin am 10. Januar 1944 verlassen.

Drei Tage, seit dem 7. Januar 1944, wartete Curt Bejach in der Sammelstelle. Die Tochter Jutta versuchte ihn noch einmal zu sehen, wurde aber abgewiesen.

Am 10. Januar 1944 wurde Curt Bejach mit dem 99. Alterstransport vom Güterbahnhof Moabit aus in das Ghettolager Theresienstadt deportiert. Es war mit 352 Insassen ein »großer« Transport – nicht wie üblich 50 oder 100 Personen in einem der »Regelzüge« vom Anhalter Bahnhof in Berlin-Kreuzberg aus.

Im Ghettolager Theresienstadt lebte Curt Bejach in der Bäckergasse 13. Er gehörte zu den Jüngeren. Gleich im Januar schrieb Tochter Jutta an den Vater nach Theresienstadt – und dann immer wieder. Jutta Bejach heiratete in dieser Zeit und hieß nun Grosser. Die Karten brauchten lange: Am 5. August 1944 schrieb Curt Bejach, dass die Karte der Tochter aus Berlin über einen Monat unterwegs war, die von seinem Bruder Erich Waldemar Bejach aus Frankreich zwei Monate. Und er schrieb an seine Tochter in Berlin, dass es ihm gut gehe:
»Ich bin gesund u. wohlauf. Mein Tätigkeitsgebiet hat sich günstig geändert, ich bin jetzt als Hygieniker tätig. (…) Je häufiger ich Post von Euch bekomme, umso mehr Freude habe ich. Wenn ich längere Zeit nichts höre, mache ich mir große Sorgen. Eure Briefpäckchen erreichen mich schon in 3 Tagen, ebenso die dringenden Pakete. Lebt wohl und seid herzlichst gegrüßt von Eurem gesunden u. dankbaren Vater«.[52]
So arbeitete Curt Bejach – wie so viele der deportierten Ärztinnen und Ärzte –, so lange die Kraft reichte, weiter in seinem Beruf.
Am 29. September 1944 wurde Curt Bejach von Theresienstadt in das Vernichtungslager Auschwitz deportiert. 1500 Menschen befanden sich in diesem Transport. Einen Tag später kam der Zug in Auschwitz

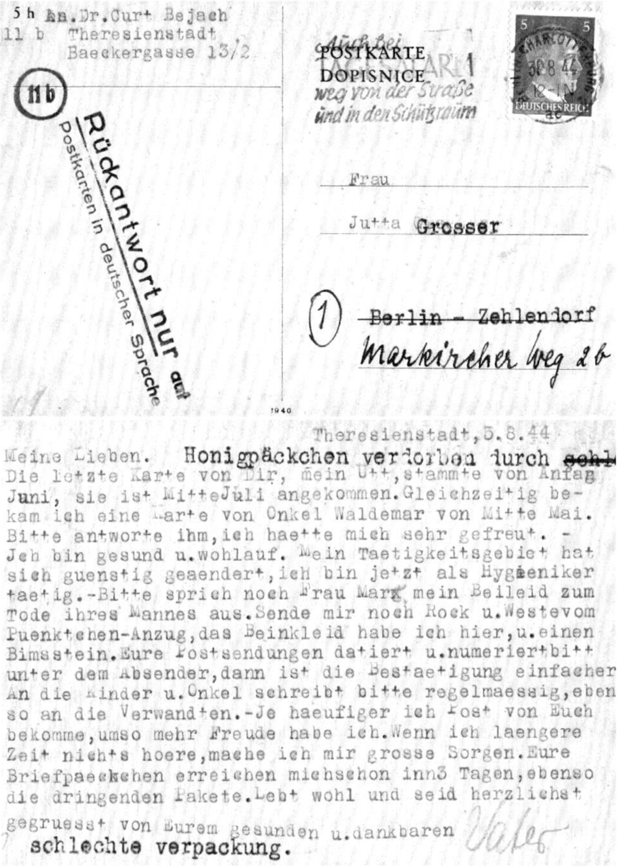
5 h Hm.Dr.Curt Bejach
11 b Theresienstadt
Baeckergasse 13/2

11 b

Rückantwort nur auf
Postkarten in deutscher Sprache

POSTKARTE
DOPISNICE

Auch bei ... weg von der Straße und in den Schutzraum

DEUTSCHES REICH

Frau
Jutta Grosser

(1) ~~Berlin - Zehlendorf~~
Markircher Weg 2b

1940

Theresienstadt, 5.8.44

Meine Lieben. **Honigpäckchen verdorben durch ~~schl~~**
Die letzte Karte von Dir, mein Utt, stammte von Anfag
Juni, sie ist Mitte Juli angekommen. Gleichzeitig bekam ich eine Karte von Onkel Waldemar von Mitte Mai. Bitte antworte ihm, ich haette mich sehr gefreut. - Jch bin gesund u. wohlauf. Mein Taetigkeitsgebiet hat sich guenstig geaendert, ich bin jetzt als Hygieniker taetig. - Bitte sprich noch Frau Marx mein Beileid zum Tode ihres Mannes aus. Sende mir noch Rock u. Weste vom Puenktchen-Anzug, das Beinkleid habe ich hier, u. einen Bimsstein. Eure Postsendungen datiert u. numeriert bitt unter dem Absender, dann ist die Bestaetigung einfacher An die Kinder u. Onkel schreibt bitte regelmaessig, eben so an die Verwandten. - Je haeufiger ich Post von Euch bekomme, umso mehr Freude habe ich. Wenn ich laengere Zeit nichts hoere, mache ich mir grosse Sorgen. Eure Briefpaeckchen erreichen michschon inn3 Tagen, ebenso die dringenden Pakete. Lebt wohl und seid herzlichst gegruesst von Eurem gesunden u. dankbaren Vater

schlechte verpackung.

Postkarte aus Theresienstadt vom 5.8.1944

an. Das Todesdatum von Curt Bejach wird mit dem 31. Oktober 1944 angegeben. Aber dies ist nur eine Vermutung.

Ein Brief aus dem Jahre 1946

Ende Dezember 1946 schrieb Elfriede Ullrich, bis 1933 Stenotypistin im Vorzimmer des Kreuzberger Bezirksbürgermeisters Carl Herz, an ihren den Nationalsozialisten entkommenen ehemaligen Chef und schilderte ihm das Schicksal seiner Mitarbeiter:
»Über Herrn Bejach habe ich mich bei der Schwester Schöning, die damals für ihn arbeitete, erkundigt. Sie hatte noch lange Verbindung mit ihm. Er kam s.Zt. nach Theresienstadt, dort hatte er es aber gut, war Lagerarzt. Dann kam er nach Auschwitz und von dort aus fehlt jede Spur.
Die älteste Tochter Jutta, die inzwischen geheiratet hat und mit der Frl. Schöning noch in Verbindung steht, hat viele Nachforschungen angestellt, aber leider ohne Erfolg. Die einzige Möglichkeit wäre noch der Aufenthalt in Russland, wo ein Teil des Lagers Auschwitz hingekommen sein soll. So wurde mir jedenfalls erzählt. Hoffentlich befindet er sich noch unter den Lebenden. Es wäre schade um ihn.«[53]

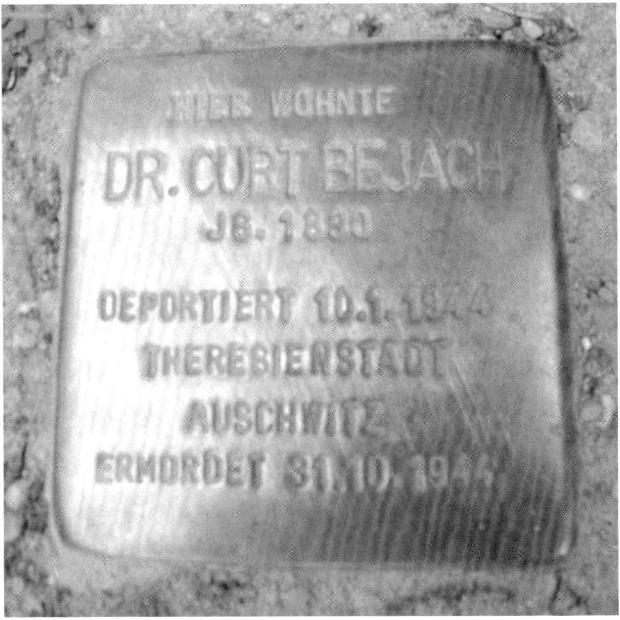

Stolperstein vor dem Landhaus Dr. Bejach in Berlin-Steinstücken

Anmerkungen

1 SCHWOCH, Rebecca: »Bejach, Curt Dietrich Manfred« in: Berliner jüdische Kassenärzte und ihr Schicksal im Nationalsozialismus, Ein Gedenkbuch, Berlin; Teetz 2009, 77–79.

2 LOEWENSTEIN, Georg W.: Weimarer gesundheitspolitische Reformen und ihre Zerstörung. Erinnerungen eines leitenden Medizinalbeamten, Bremen 1987, 40.

3 Vgl. Jenaer Arbeitskreis Judentum: Juden in Jena – eine Spurensuche, Jena 1998.
4 Vgl. JANISZEWSKI, Bertram: Das alte Hansa-Viertel in Berlin – Gestalten und Menschen –, Berlin 2000, 38.
5 Telefonat mit Jutta Grosser vom 10. April 2009.
6 BEJACH, Erich Waldemar, unveröffentlichtes Manuskript zu den Daten der Familie Bejach, o.O., o.J., 2.
7 Zu den Biographien der »Brüder Bejach« vgl. TUTZKE, Dietrich: Les Frères Bejach – un chapitre de la stomatologie Berlinoises et de l'histoire de la médecine, in: Revue d'histoire de la Médecine hébraique 103 (1973), 75–80.
8 MÜHSAM, Erich: Tagebücher 1910–1924, herausgegeben und mit einem Nachwort von Chris Hirte, München 1994, 91.
9 LOEWENSTEIN, Georg W.: Weimarer gesundheitspolitische Reformen und ihre Zerstörung, Erinnerungen eines leitenden Medizinalbeamten, Bremen 1987, 53.
10 Vgl. BEJACH, Curt: Der Zahnarzt in der städtischen und ländlichen Wohlfahrtspflege, in: Praktikum der Sozialen Zahnheilkunde, hg. v. Alexander Drucker, Berlin 1921, 115–125.
11 Vgl. GROTJAHN, Alfred: Erlebtes und Erstrebtes, Erinnerungen eines sozialistischen Arztes, Berlin 1932, 88.
12 Vgl. SCHNECK, Peter: Sozialhygiene und Rassenhygiene in Berlin: Die Schüler Alfred Grotjahns und ihr Schicksal unter dem NS-Regime, in: Exodus von Wissenschaften aus Berlin: Fragestellungen – Ergebnisse – Desiderate; Entwicklungen vor und nach 1933, hg. v. Wolfram FISCHER u.a., Berlin; New York 1994, 494–509, hier 497.
13 Vgl. Universitätsarchiv HUB, Med. Fak., Sozialhygienisches Seminar, Mappe 4, Listen der Teilnehmer an den Sozialhygienischen Seminaren Prof. Grotjahns u. Chajes 1919–1933.
14 Vgl. schriftliche Mitteilung von Dr. Martin STÜRZBECHER vom 13.1.2010 mit Verweis auf das unveröffentlichte Manuskript »Die Ärzte des öffentlichen Gesundheitsdienstes in den Verwaltungsbezirken Berlins 1935–1939 in Selbstdarstellungen«.
15 Vgl. BEJACH, Curt: Aufbau und Arbeitsbereich des Gesundheitsamts Kreuzberg, in: Das Gesundheitshaus, hg. v. Bürgermeister Dr. KAHLE, Berlin 1925, 20–24, hier 21.
16 Der Sozialistische Arzt, 2. Jg., Nr. 2/3, November 1926, 64, Veranstaltungen des VSÄ.

17 Vgl. BEJACH, Curt: Die Fürsorge für Tuberkulöse im Verwaltungsbezirk Kreuzberg, in: Soziale Fürsorge im Verwaltungsbezirk Kreuzberg, 2. Jg., Nr. 3, Juni 1926, 15–17.
18 Vgl. ders.: Die Fürsorgestelle für Nerven- und Gemütskranke sowie Rauschsüchtige, in: Soziale Fürsorge im Verwaltungsbezirk Kreuzberg, 2. Jg., Nr. 9, Dezember 1926, 53f.
19 Vgl. ders.: Die Ehe- und Sexualberatungsstelle Kreuzberg, in: Soziale Fürsorge im Verwaltungsbezirk Kreuzberg, 3. Jg., Nr. 7, Oktober 1927, 37f.
20 Universitätsarchiv HUB, Med. Fak., Sozialhygienisches Seminar Mappe 4 wie FN 13, Anwesenheitsliste 12.12.1932 (Bl. 147) und Protokoll der Sitzung (Bl. 150).
21 Vgl. Das Gesundheitshaus, im Auftrag der Deputation für das Gesundheitswesen Kreuzberg herausgegeben von Bürgermeister Dr. KAHLE, Berlin 1925.
22 Vgl. JOËL, Ernst: Ein Gesundheitshaus, in: Hygienischer Wegweiser, Zentralblatt für Technik und Methodik der hygienischen Volksbelehrung, 3. Jg., H. 8/9, August/September 1928, 204–211, hier 211.
23 Ebd., 204f.
24 Vgl. TÄUBERT, Klaus: »Unbekannt verzogen …«. Der Lebensweg des Suchtmediziners, Psychologen und KPD-Gründungsmitgliedes FRITZ FRÄNKEL, Berlin 2005.
25 BENJAMIN, Walter: Über Haschisch, Frankfurt am Main 1972, 83.
26 Vgl. EXLER, Margarete: Von der Jugendbewegung zur ärztlichen Drogenhilfe, Das Leben Ernst Joëls (1893–1929) im Umkreis von Benjamin, Landauer und Buber, Berlin 2005.
27 Vgl. hierzu BEDDIES, Thomas: »Du hast die Pflicht gesund zu sein.« Der Gesundheitsdienst der Hitler-Jugend 1933–1945, Habilitationsschrift, Institut für Geschichte der Medizin FU Berlin, Berlin 2009.
28 KAHLE, Martin: Die gesunde Wohnung, in: Der Kassenarzt, 2. Jg., 1925, Nr. 46/47, 4f, hier 4.
29 Vgl. Soziale Fürsorge, 2. Jg., Nr. 1, April 1926, 6.
30 BENJAMIN, Dora: Gesunde Nerven, in: Berliner Wohlfahrtsblatt, 5. Jg., Nr. 23, 24.11.1929, 196f.
31 Vgl. JOËL, Ernst: Ein Gesundheitshaus (FN 22), 208.
32 Ebd., 204.
33 Die gesundheitlichen Wirkungen der Weltwirtschaftskrise, Denkschrift bearbeitet von der Hygiene-Sektion, Beiträge der Hygiene-

Sektion des Völkerbund-Sekretariats, in: Archiv für Soziale Hygiene und Demographie NF, Band VII, 1932, H. 5, 435–460, hier 452f.

34 Vgl. VORWÄRTS, 15. Dezember 1928, Nachrichten.

35 Das Gesundheitshaus Am Urban, VORWÄRTS, 13. Dezember 1925, 1. Beilage.

36 MENDELSOHN, Erich: Warum diese Architektur?, zit. n. PALMER, Renate: Der Stuttgarter Schocken-Bau von Erich Mendelsohn, Tübingen 1995, 8.

37 Vgl. zum »Landhaus Dr. Bejach«: GRÜNBERG, Ann: Erich Mendelsohns Wohnhausbauten, München/Berlin 2006.

38 Telefonat mit Jutta Grosser vom 22. Januar 2009.

39 Zit.n. HUSE, Norbert: »Neues Bauen« 1918 bis 1933, Moderne Architektur in der Weimarer Republik, München 1975, 69.

40 Vgl. Juden in Kreuzberg, Katalog zur gleichnamigen Ausstellung, hg. v. d. Berliner Geschichtswerkstatt e.V., Berlin 1991, 381–384.

41 ZONDEK, Hermann: Auf festem Fuße, Erinnerungen eines jüdischen Klinikers, Stuttgart 1973, 164.

42 Wolf-Heinrich Graf von Helldorf (1896–1944), ein erklärter Feind der Weimarer Republik, seit 1935 Polizeipräsident in Berlin, wurde 1944 als Bündnispartner der Männer des 20. Juli hingerichtet.

43 Verwaltungsbericht des Bezirksbürgermeisters des Verwaltungsbezirks Kreuzberg der Stadt Berlin 1932–1935, Berlin 1936, 16.

44 Vgl. Schreiben des Bezirksbürgermeisters, Datum des Poststempels, mit Fragebogen (Leo Baeck Institut New York, Samuel and Irene Goudsmit Collection – Documents and correspondence Dr. Curt Bejach and his family).

45 Vgl. Schreiben vom 17. Juni 1933 an den Bezirksbürgermeister des Bezirks Kreuzberg (Leo Baeck Institut New York wie FN 44).

46 Vgl. Schreiben vom 13.4.1933 (Leo Baeck Institut New York wie FN 44).

47 Verwaltungsbericht des Bezirksbürgermeisters des Verwaltungsbezirks Kreuzberg der Stadt Berlin 1932–1935, Berlin 1936, 16.

48 WALDMAN, Helga: Film »We went to the railroad station in Berlin.« In: »A Teacher's Guide to the Holocaust«, produced by the Florida Center for Instructional Technology, College of Education, University of South Florida 2005, Übersetzung: D. Peters. – Helga WALDMAN erzählt hier in acht Episoden, wie sie Deutschland mit dem Kindertransport verlassen musste.

49 Vgl. LEWIS, Karen: The Kindness of Strangers, in: JEWISH RENAISSANCE, SUMMER 2002, 8f. – Die Töchter von Curt Bejach wanderten später in die USA aus. Irene Bejach, verheiratete Goudsmit, ist dort 1992 gestorben, ihre Schwester Helga, verheiratete Waldman, im Jahr 2005. Jutta Bejach, verheiratete Grosser, lebt in der Nähe von New York.

50 Vgl. die »Liste der in Berlin zugelassenen jüdischen Krankenbehandler«, 1942, Blatt 24 (Institut für Geschichte der Medizin FU Berlin).

51 Vgl. KLICHE, Holger: Das Märkische Stahlformwerk, Sonderdruck, Eberswalde 2009, 70.

52 Vgl. Postkarte von Curt BEJACH an seine Tochter Jutta, 5.8.1944 (Leo Baeck Institut New York wie FN 44).

53 Vgl. ULLRICH, Elfriede: Schreiben vom 20.12.1946 an Bürgermeister Dr. Herz, Materialsammlung zur Ausstellung »Juden in Kreuzberg«, Berlin 1991, Ordner: Yorckstraße 10/11, Recherche: Christine ROIK-BOGNER.

Literatur

Angaben aus dem Berliner Adressbuch und aus Einwohnermeldekarteien, Matrikeldaten, Angaben aus Gedenkbüchern und Handbüchern, Mitgliederverzeichnisse und ähnliche Archivalien können in diesem Zusammenhang nicht einzeln aufgeführt werden.

BEDDIES, Thomas: »Du hast die Pflicht gesund zu sein.« Der Gesundheitsdienst der Hitler-Jugend 1933–1945, Habilitationsschrift, Institut für Geschichte der Medizin FU Berlin, Berlin 2009 (http://www.diss.fu-berlin.de/diss/receive/FUDISS_thesis_000000010377).

BEJACH, Curt: Aufbau und Arbeitsbereich des Gesundheitsamts Kreuzberg, in: Das Gesundheitshaus, hg. v. Bürgermeister Dr. KAHLE, Berlin 1925, 20–24.

BEJACH, Curt; RÜDEN, Gertrud: Aufbau und Organisation der Städtischen Krankenpflege im Hause, in: *Berliner Wohlfahrtsblatt*, 6. Jg., Nr. 3, 2.3.1930, 13f.

BEJACH, Curt: Der Zahnarzt in der städtischen und ländlichen Wohlfahrtspflege, in: Praktikum der Sozialen Zahnheilkunde, hg. v. Alexander Drucker, Berlin 1921, 115–125.

BEJACH, Curt: Die Ehe- und Sexualberatungsstelle Kreuzberg, in: *Soziale Fürsorge im Verwaltungsbezirk Kreuzberg*, 3. Jg., Nr. 7, Oktober 1927, 37f.

BEJACH, Curt: Die Fürsorge für Tuberkulöse im Verwaltungsbezirk Kreuzberg, in: *Soziale Fürsorge im Verwaltungsbezirk Kreuzberg*, 2. Jg., Nr. 3, Juni 1926, 15–17.

BEJACH, Curt: Die Fürsorgestelle für Nerven- und Gemütskranke sowie Rauschsüchtige, in: *Soziale Fürsorge im Verwaltungsbezirk Kreuzberg*, 2. Jg., Nr. 9, Dezember 1926, 53f.

BEJACH, Erich Waldemar, unveröffentlichtes Manuskript zu den Daten der Familie Bejach, o.O., o.J.

BENJAMIN, Dora: Gesunde Nerven, in: *Berliner Wohlfahrtsblatt*, 5. Jg., Nr. 23, 24.11.1929, 196f.

BENJAMIN, Walter: Über Haschisch, Frankfurt am Main 1972.

Das Gesundheitshaus, Einführung in das Aufgabengebiet der sozialen Hygiene unter besonderer Berücksichtigung der Gesundheitsfürsorge im Verwaltungsbezirk Kreuzberg der Stadt Berlin, im Auftrag der Deputation für das Gesundheitswesen Kreuzberg herausgegeben von Bürgermeister Dr. KAHLE, Berlin 1925.

Der Sozialistische Arzt, 2. Jg., Nr. 2/3, November 1926, 64, Veranstaltungen des VSÄ.

Die gesundheitlichen Wirkungen der Weltwirtschaftskrise, Denkschrift bearbeitet von der Hygiene-Sektion, Beiträge der Hygiene-Sektion des Völkerbund-Sekretariats, in: *Archiv für Soziale Hygiene und Demographie NF*, Band VII, 1932, H. 5, 435–460.

DÜSPOHL, Martin; KreuzbergMuseum (Hg.): Kleine Kreuzberggeschichte, Berlin 2009.

EBERHARD, Wilhelm: Zur Geschichte des Friedrichs-Gymnasiums zu Berlin von Ostern 1850 bis Ostern 1925, Berlin 1925.

EXLER, Margarete: Von der Jugendbewegung zur ärztlichen Drogenhilfe, Das Leben Ernst Joëls (1893–1929) im Umkreis von Benjamin, Landauer und Buber, Berlin 2005.

FRANKENTHAL, Käthe: Der dreifache Fluch – Jüdin, Intellektuelle, Sozialistin, Lebenserinnerungen einer Ärztin in Deutschland und im Exil, Frankfurt am Main 1981.

GOTTWALDT, Alfred; SCHULLE, Diana: Die »Judendeportationen« aus dem Deutschen Reich 1941–1945, Wiesbaden 2005.
GROTJAHN, Alfred: Erlebtes und Erstrebtes, Erinnerungen eines sozialistischen Arztes, Berlin 1932.
GRÜNBERG, Ann: Erich Mendelsohns Wohnhausbauten, München; Berlin 2006.
HAHN, Judith; SCHWOCH, Rebecca: Anpassung und Ausschaltung, Die Berliner Kassenärztliche Vereinigung im Nationalsozialismus, Berlin; Teetz 2009.
HUSE, Norbert: »Neues Bauen« 1918 bis 1933, Moderne Architektur in der Weimarer Republik, München 1975.
JANISZEWSKI, Bertram: Das alte Hansa-Viertel in Berlin – Gestalten und Menschen –, Berlin 2000.
Jenaer Arbeitskreis Judentum: Juden in Jena – eine Spurensuche, Jena 1998.
JOËL, Ernst: Ein Gesundheitshaus, in: *Hygienischer Wegweiser*, Zentralblatt für Technik und Methodik der hygienischen Volksbelehrung, 3. Jg., H. 8/9, August/September 1928, 204–211.
Juden in Kreuzberg, Fundstücke, Fragmente, Erinnerungen; Katalog zur gleichnamigen Ausstellung 1991 im Kreuzberg-Museum, hg. v. d. Berliner Geschichtswerkstatt e.V., Berlin 1991, 381–384.
KAHLE, Martin: Die gesunde Wohnung, in: *Der Kassenarzt*, 2. Jg., 1925, Nr. 46/47, 4f.
KLICHE, Holger (Geschichtswissenschaftliches Institut Eberswalde): Das Märkische Stahlformwerk, Sonderdruck, Eberswalde 2009.
LEWIS, Karen: The Kindness of Strangers, in: JEWISH RENAISSANCE, SUMMER 2002, 8f.
LOEWENSTEIN, Georg W.: Weimarer gesundheitspolitische Reformen und ihre Zerstörung, Erinnerungen eines leitenden Medizinalbeamten, Bremen 1987.
Materialsammlung zur Ausstellung »Juden in Kreuzberg«, Berlin 1991, Ordner: Yorckstraße 10/11 (Rathaus Kreuzberg, Bürgermeister Herz), Recherche: Christine ROIK-BOGNER.
MENDELSOHN, Erich: Warum diese Architektur?, Geschrieben 1926 anlässlich der Eröffnung des Kaufhauses Schocken in Nürnberg, in: PALMER, Renate: Der Stuttgarter Schocken-Bau von Erich Mendelsohn, Tübingen 1995, 7–9.

MÜHSAM, Erich: Tagebücher 1910–1924, herausgegeben und mit einem Nachwort von Chris HIRTE, München 1994.

REINICKE, Peter: Bejach, Curt – Dozent an einer Wohlfahrtsschule, in: MAIER, Hugo: Who is who der Sozialen Arbeit, Freiburg im Breisgau 1998, 73f.

SCHNECK, Peter: Sozialhygiene und Rassenhygiene in Berlin: Die Schüler Alfred Grotjahns und ihr Schicksal unter dem NS-Regime, in: Exodus von Wissenschaften aus Berlin: Fragestellungen – Ergebnisse – Desiderate; Entwicklungen vor und nach 1933, hg. v. Wolfram FISCHER u.a., Berlin; New York 1994, 494–509.

SCHWOCH, Rebecca (Hg.): Berliner jüdische Kassenärzte und ihr Schicksal im Nationalsozialismus, Ein Gedenkbuch, Berlin; Teetz 2009.

SCHWOCH, Rebecca: »Bejach, Curt Dietrich Manfred« in: Berliner jüdische Kassenärzte und ihr Schicksal im Nationalsozialismus, Ein Gedenkbuch, Berlin; Teetz 2009, 77–79.

Soziale Fürsorge im Verwaltungsbezirk Kreuzberg, Mitteilungsblatt, 1925–1933.

STREMMEL, Ralf: Stadtärzte in der Weimarer Republik: Zum Profil einer neuen sozialen Formation innerhalb der Ärzteschaft, in: Geschichte der Gesundheitspolitik in Deutschland, Von der Weimarer Republik bis in die Frühgeschichte der »doppelten Staatsgründung«, hg. v. Wolfgang WOELK u. Jörg VÖGELE, Berlin 2002, 93–123.

TÄUBERT, Klaus: »Unbekannt verzogen …«. Der Lebensweg des Suchtmediziners, Psychologen und KPD-Gründungsmitgliedes FRITZ FRÄNKEL, Berlin 2005.

TUTZKE, Dietrich: Les Frères Bejach – un chapitre de la stomatologie Berlinoises et de l'histoire de la médecine, in: Revue d'histoire de la Médecine hébraique 103 (1973), 75–80.

Verwaltungsbericht des Bezirksbürgermeisters des Verwaltungsbezirks Kreuzberg der Stadt Berlin 1932–1935, Berlin 1936.

VORWÄRTS, 13. Dezember 1925, 1. Beilage: Das Gesundheitshaus Am Urban.

VORWÄRTS, 15. Dezember 1928, Nachrichten.

WALDMAN, Helga: FILM »We went to the railroad station in Berlin.«, in: »A Teacher's Guide to the Holocaust«, produced by the Florida Center for Instructional Technology, College of Education, University of South

Florida 2005, Übersetzung: D. Peters (http://fcit.usf.edu/holocaust/resource/movies/WALDMAN/INDEX.htm).
WEDER, Heinrich: Sozialhygiene und pragmatische Gesundheitspolitik in der Weimarer Republik am Beispiel des Sozial- und Gewerbehygienikers Benno Chajes (1880–1938), Husum 2000.
ZONDEK, Hermann: Auf festem Fuße, Erinnerungen eines jüdischen Klinikers, Stuttgart 1973.

Archivalien

Bauamt Berlin-Zehlendorf.
Bauakte Bernhard-Beyer-Straße 12, Berlin-Steinstücken.
Brandenburgisches Landeshauptarchiv Potsdam.
Rep.36A OFP Berlin-Brandenburg II, Nr. 2419 (Dr. Curt Bejach); Rep.36A OFP Berlin-Brandenburg II, Nr. 2946 (Alex Berliner); Rep.36A OFP Berlin-Brandenburg II Nr. 55159 (Transportliste 99. Alterstransport vom 10.1.1944).
Humboldt-Universität Berlin, Universitätsarchiv.
Bestand Sozialhygienisches Seminar, Mappe 4: Listen der Teilnehmer an den sozialhygienischen Seminaren Professor Grotjahns und Chajes 1919–1933.
Institut für Geschichte der Medizin FU Berlin.
»Liste der in Berlin zugelassenen jüdischen Krankenbehandler« von 1942.
Jüdischer Friedhof Berlin-Weissensee: Grabkartei.
Kommunalarchiv Herford/Stadtarchiv Herford.
Zusammenstellung der Daten der Familie Berliner 1819–1899.
Landesamt für Bürger- und Ordnungsangelegenheiten Abt. I – Entschädigungsbehörde.
Entschädigungsakte Dr. Curt Bejach, Reg.Nr. 151 396.
Leo Baeck Institut New York.
Samuel and Irene Goudsmit Collection – Documents and correspondence Dr. Curt Bejach and his family.

Bildnachweis

Archiv Bezirksmuseum Friedrichshain-Kreuzberg – Seite 25
Bejach, Erhard – Seite 48
Grosser, Jutta – Umschlag vorn, Seite 6
Kliche, Holger – Seite 50
Landesarchiv Berlin – Seite 11
Leo Baeck Institut New York – Seiten 15, 19, 45, 53
Peters, Dietlinde – Seite 55
Pitz, Helge – Seite 41
VORWÄRTS vom 13.12.1925, 1. Beilage – Seite 33

Dietlinde Peters

geboren 1947 in Bielefeld, Dr. phil., Diplom-Soziologin, nach dem Studium an der FU Berlin Berufstätigkeit im sozialen Bereich, seit 1985 freiberufliche wissenschaftliche und publizistische Tätigkeit, zahlreiche Veröffentlichungen und Mitarbeit an Ausstellungen zur Berliner Stadtgeschichte, zur Geschichte der Sozialen Arbeit und zur Geschichte der Frauenarbeit und Frauenbewegung.